Theelen / Wetzler **Traditionelle Thai-Massage**

Rudolf Theelen · Nicole Wetzler

Traditionelle Thai-Massage

NUAD – für Gesundheit und Entspannung

IRISIANA

IRISIANA

Nichts ist so stark wie eine Idee,
deren Zeit gekommen ist.
Victor Hugo

Bibliografische Information Der Deutschen Bibliothek
Die Deutsche Bibliothek verzeichnet diese Publikation
in der deutschen Nationalbibliografie; detaillierte bibliografische
Daten sind im Internet über http://dnb.ddb.de abrufbar.

Umschlaggestaltung: Zembsch' Werkstatt, München
Abbildungen: Farhad Azarnejad (Massagefotografien Seite 53–95),
Nicole Wetzler (Thailandfotos), image source (Seiten 21, 33, 36, 120)
Produktion: Maximiliane Seidl
Satz: EDV-Fotosatz Huber/Verlagsservice G. Pfeifer, Germering
Druck und Bindung: Druckerei Huber, Dießen
Printed in Germany

ISBN 3-7205-2403-5

Inhalt

Vorwort

Kennen Sie das Gefühl: Alles wird gut?

Wann haben Sie sich zum letzten Mal so richtig wohl gefühlt? Mit richtig wohl fühlen meinen wir das intensive Gefühl: Alles ist gut! Sich im eigenen Körper geborgen fühlen, den Körper spüren, Bewegung und Veränderung in und um uns wahrnehmen. Mit ruhigem Atem eine plötzliche Gelassenheit, so etwas wie inneren Frieden und ein tiefes Vertrauen in den Lauf der Dinge spüren ... vielleicht sogar so etwas empfinden wie das tiefe Vertrauen, beschützt zu werden ...
Was hat das mit Thai-Massage zu tun, werden Sie sich vielleicht fragen? Thai-Massage vermag Sie genau an diesen Ort Ihrer Empfindung und Wahrnehmung zu bringen. Es ist der Ort, an dem echte Regeneration stattfindet und Sie mit Ihrer eigenen Kraft in Kontakt kommen. Und das meinen wir mit Wohlfühlen ...

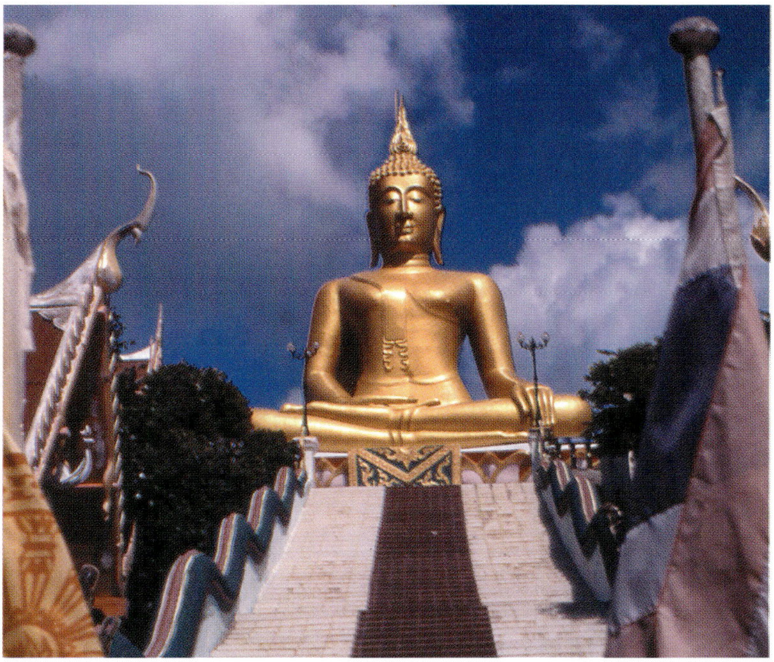

Thai-Massage entführt Sie an einen Ort der echten Regeneration.

Dass Berührung durch Hände heilsam sein und Geborgenheit, Trost und neue Lebensenergie schenken kann, wissen wir seit unserer Geburt. Massage gehört zu den ältesten und ursprünglichsten Formen menschlicher Heilkunst und hat bis heute nichts von ihrer besonderen Wirkung verloren. Im Gegenteil: Wo im hektischen Rhythmus und der Schnelllebigkeit unseres Alltags wenig Raum für besinnliche Momente, Entspannung und Regeneration bleibt, wächst die Sehnsucht nach tiefem Wohlbefinden und Gesundsein.

Das Erlebnis einer Thai-Massage weckt seelische und körperliche Freude in uns. Thai-Massage fasziniert durch ihre außergewöhnliche Technik, die den ganzen Körpereinsatz des Behandlers (Masseurs) erfordert. Mit ein wenig Geduld und Aufmerksamkeit erlernen Sie wirkungsvolle Elemente dieser uralten fernöstlichen Behandlungsmethode und gewinnen auf sanfte und natürliche Weise eine neue Lebensfreude. Lassen Sie sich überraschen!

München, im November 2002

Nicole Wetzler Rudolf Theelen

Teil I: Hintergründe und Einblicke

1. Thai-Massage – Was ist das eigentlich?

Thai-Massage – in der Urschrift »Nuad Thai Paen Bo Rarn« genannt – ist eine seit Jahrhunderten von Generation zu Generation überlieferte fernöstliche Heilkunst. Thai-Massage ist eine einzigartige Körpertherapie, die auf der altindischen Ayurveda- und Yoga-Lehre basiert und Einflüsse aus dem alten Meridiansystem Chinas integriert. Sie ist Teil eines ganzheitlichen Behandlungssystems, zu dem auch Pflanzenheilkunde, Atemübungen und Kräuterdampfbäder gehören. In Thailand ist sie noch heute fester Bestandteil der Kultur und der traditionellen Medizin und wird bei Personen jeden Alters erfolgreich angewandt. Der gesundheitsbewusste Mensch weiß diese außerordentlich wohltuende und entspannende Massage zu schätzen – und dies nicht nur nach der ersten »Schnuppererfahrung« an den Stränden Thailands. Im Gegensatz zu anderen Massage-Techniken wird der zu Behandelnde auf dem Boden – ohne Öl, in bequemer, leichter Kleidung – massiert. Auf Wunsch sorgen ruhige, klangvolle Hintergrundmusik und ätherische Öle zusätzlich für eine entspannte Atmosphäre. Der Behandelte taucht schnell in die Welt des Wohlfühlens ein und kann kleine oder auch größere Belastungen hinter sich lassen. Die Wirkung einer eineinhalb- bis zweistündigen Massage lässt sich am ehesten mit dem angenehmen und befreienden Körpergefühl nach einer intensiven Yoga-Stunde mit anschließender (Seelen-) Massage beschreiben.

Thai-Massage entstand vor 2 500 Jahren in Indien. Sie vereint Elemente aus Ayurveda, Yoga und Traditioneller Chinesischer Medizin.

Die Grenze ist der eigentliche Ort der Erfahrung.
Paul Tillich

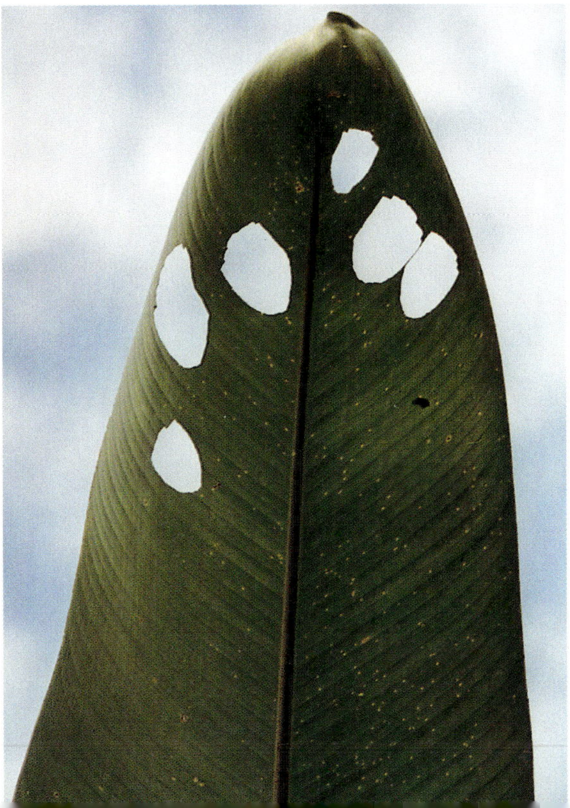

Eine einzigartige Technik

Das Zusammenspiel sanfter Bewegung, tiefer Dehnung und rhythmischer Atmung macht das Geheimnis der Thai-Massage aus.

Thai-Massage ist wohl eine der ungewöhnlichsten, komplexesten und zugleich einfachsten Behandlungsmethoden. Das Besondere an ihr ist ihre verblüffende Mechanik, die die gezielte Übertragung von Druck, Kraft oder Energie erst möglich macht. In unterschiedlichsten Dehnbewegungen, Drucktechniken und Griffarten werden Energielinien und Akupressurpunkte bearbeitet, der Körper gedehnt, gestreckt, gedreht, gewalkt und gelockert. Die Dehnungsübungen, bei denen der Behandelte eine eher passive Haltung einnimmt, entstammen dem Yoga – daher auch die Bezeichnung »Passives Yoga«. Der Masseur arbeitet mit Daumen- und Handballendruck, mit seinen Armen, Ellbogen, Beinen, Füßen und Knien oder »geht auf dem Rücken« des Massierten. Durch das Zusammenwirken von sanften, fließenden Bewegungen, tiefer Dehnung, rhythmischer An- und Entspannung und der Koordination der Atmung von Behandeltem und Masseur entsteht ein Zustand tiefster Entspannung und Regeneration. Das macht Thai-Massage zu einer außerordentlichen therapeutischen Massage-Erfahrung.

Fragte man mich, was die Seele in all ihren Bewegungen sucht, würde ich antworten: Ruhe. Meister Eckhart

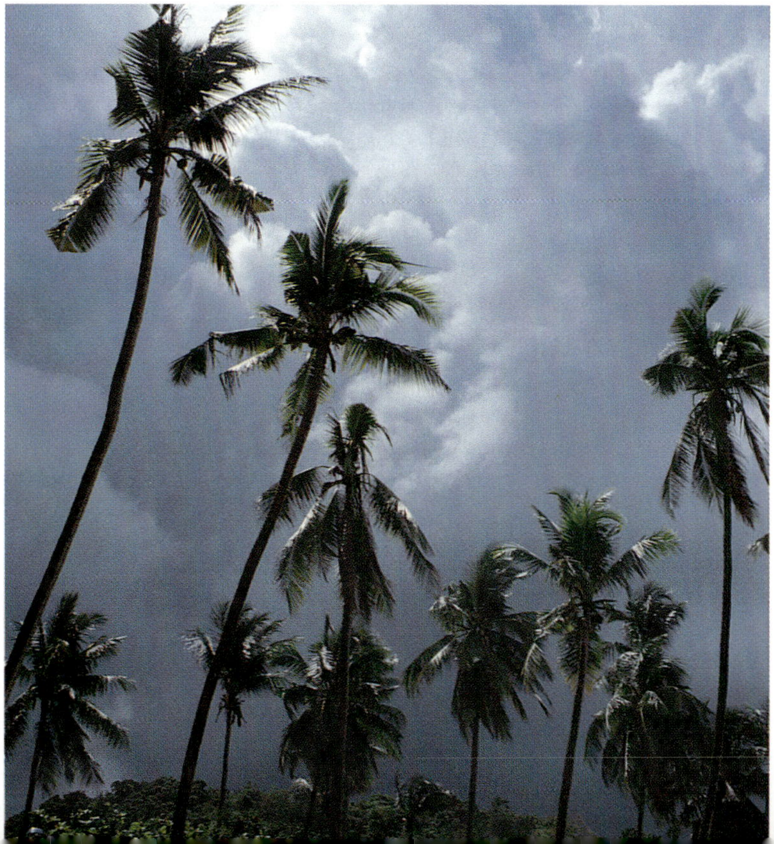

Weit mehr als nur Mechanik

Die Behandlungstechniken der Thai-Massage sind jedoch weit mehr als reine Mechanik. Sie beeinflussen den ganzen Körper, indem sie die Beweglichkeit steigern, oberflächliche und tiefe Spannungen lösen und die natürlichen Körperenergien wieder frei zum Fließen bringen. So arbeitet die Thai-Massage ähnlich wie andere fernöstliche Massage-Arten mit Energiestimulation. Die Energielinien, »Sen« genannt, gehen auf die »Nadis« der indischen Medizin zurück. Sie überziehen als Energieleitbahnen die Körperoberfläche vollständig. Von den 72 000 bekannten Nadis der Yoga-Tradition sind für die Thai-Massage zehn von besonderer Bedeutung.

Thai-Massage wirkt vor allem über die Energiestimulation im Körper.

Ein Geschenk für uns alle

Nur wenn die Energie in unserem Körper frei und ungestört fließt, fühlen wir uns körperlich und seelisch gesund. Hektik, Stress und psychische Belastungen stehen unserem guten Körpergefühl und unserer Lebenskraft zu oft im Wege. Hier ist Thai-Massage – und die Möglichkeit für jeden Einzelnen, sie zu erlernen – ein echtes Geschenk. Kein Wunder also, dass die Nachfrage nach diesem ganzheitlichen Behandlungssystem immer weiterwächst. Nicht nur der kranke Mensch entdeckt die Heilwirkung der Thai-Massage, auch der Gesunde verliebt sich schnell in die Wohltat dieses außergewöhnlichen Massage-Erlebnisses.

Als ganzheitliches Behandlungssystem steht der Thai-Massage eine große Zukunft bevor.

2. Thai-Massage als Wellness-Behandlung

Wellness ist in aller Munde – wohl fühlen mag sich schließlich jeder. Vielleicht ist es Ihnen auch schon aufgefallen: Wo auch immer von Wohlbefinden und Gesundheit gesprochen wird oder mit strategisch starken Werbeslogans ein neues Health-Produkt angepriesen wird, die Verpackung lautet neuerdings immer Wellness. Wellness ist plötzlich alles, was Spaß bringt, was schön macht und dem Verbraucher ein scheinbar innovatives Gesundheitspatentrezept suggeriert. Es ist daher nicht immer einfach, ein wirkliches Wellness-Angebot von einer Täuschung zu unterscheiden.

Wenn Sie in sich hineinhören und hineinfühlen, entdecken Sie die Quellen Ihrer Lebenskraft: Thai-Massage wird zum Jungbrunnen.

Was verbirgt sich eigentlich genau hinter der englischen Bezeichnung Wellness? Seit jeher trägt der Mensch die Sehnsucht nach innerer Harmonie, Gesundheit von Körper, Seele und Geist in sich. Das englische »well« bedeutet nicht nur »gut« und »gesund«, sondern auch »Quelle« beziehungsweise »Brunnen«. Moderne Wellness ist also nicht nur ein kurzfristiges Wohlfühlerlebnis mit Spaßeffekt. Es geht vielmehr darum, wieder in sich hineinzuhören und -zufühlen, die oft schon verlorene Fähigkeit, die natürlichen Bedürfnisse unseres Körpers und dessen Signale wahrzunehmen, zurückzugewinnen. Wir wenden uns ab von äußeren Ablenkungen und so manchem Überflüssigen hin zum Wesentlichen. Moderne Wellness ist eine Rückbesinnung auf uns selbst. Hier entdecken wir die Quelle jener Kraft, die unser eigenes Gesundheitspotenzial darstellt. So ist auch die Thai-Massage als Wohlfühl-Massage weit mehr als ein zeitweiliger Zustand der angenehmen Entspannung. Sie erschließt persönliche Ressourcen zur Gesundwerdung und -erhaltung. Selbstheilungskräfte werden aktiviert und jener Vitalbrunnen entdeckt, aus dem Sie jederzeit schöpfen können. Auf diese Weise schaffen Sie es, auch im Alltag und in schwierigen Situationen Ihr körperliches und geistiges Gleichgewicht zu bewahren. Eben darum sagen wir immer: »...thaimassage is magic.« Sie brauchen kein ausgebildeter Therapeut sein, um diese Erfahrung selbst zu machen. Aufmerksamkeit, Sensibilität, Einfühlungsvermögen und beständiges Üben werden Sie befähigen, Ihren Partner zu der Quelle seines inneren Reichtums zu führen.

3. Die Geschichte der Thai-Massage

Ein indischer Arzt, ein Freund Buddhas, erfand die Thai-Massage. Er wird noch heute als »Vater der Medizin« verehrt.

Jivaka Kumar Bhaccha – auch Shivago Kumarpaj genannt – gilt als der Vater und Begründer der Thai-Massage und der gesamten Traditionellen Thailändischen Medizin. Vor mehr als 2 500 Jahren lebte er als Zeitgenosse und Freund des Siddharta Gautama und königlicher Leibarzt des herrschenden Königs Bimbisara. Er stand auch der Mönchsgemeinschaft des späteren Buddhas mit seinem ärztlichen Rat und mit einer außergewöhnlichen Begabung zur Seite. Dr. Jivaka hatte in der damals bekannten und begehrten medizinischen Fakultät der Universität von Taxila studiert und galt als der erfahrenste und beste Arzt seiner Zeit. Nach seinem siebenjährigen Medizinstudium hatte er sich auf Wanderschaft begeben und sich auf Chirurgie und Kinderheilkunde spezialisiert. Der Überlieferung nach war er bereits fähig, operative Öffnungen der Bauchhöhle und des Schädels vorzunehmen.

In Pali-Sprache verfasste Texte aus dem 2. Jh. v. Chr. sprechen von Dr. Jivaka als »Vater der Medizin«. Das Wissen jener Texte wurde zusammen mit den heiligen buddhistischen Schriften aufbewahrt und den Mönchen vorbehalten. In Tempeln und Klosteranlagen praktizierten dieselben Mönche die Traditionelle Thailändische Medizin. Später gründete Dr. Jivaka das Sangha-Quartier Ambavana, in das sich Buddha mit einigen auserwählten Mönchen immer wieder zurückzog. Auch Pilger, Ratsuchende und solche, die das Gespräch mit dem »Erhabenen« suchten, trafen sich an diesem Ort des Rückzugs.

Asiatische Wurzeln

Indische Asketen waren die Ersten, die sich mit Bewegungsübungen fit gehalten haben. Daraus entstanden die Yoga-Übungen, Asanas, die einen wesentlichen Teil der Thai-Massage ausmachen.

In Wäldern zurückgezogene Asketen, die so genannten Rishis, praktizierten schon vor der Zeit Shivago Kumarpajs spezielle Leibesübungen gegen die Beschwerden langer Meditation. Die Steinfiguren des Wat-Pho-Tempels in Bangkok zeigen noch heute die als Yoga-Übungen bekannten Positionen.
Darüber hinaus bilden Kräuterheilkunde, medizinische Dampfbäder, gesunde Ernährung und spirituelle Praxis das Ayurveda-System, das heute ein fester Bestandteil der Traditionellen Thailändischen Medizin ist.
Das Wissen über die Thai-Massage gelangte vermutlich im 3. Jh. v. Chr. mit der Verbreitung des Hinayana-Buddhismus durch den Kaiser Ashoka nach Thailand. Später gesellten sich zu den indischen und ceylonesischen auch chinesische Einflüsse. So vereint die Thai-Massage Elemente aus der Traditionellen Chinesischen Medizin (TCM) wie Akupressur, Energie-Linien-Behandlung und sanfte Gelenkmanipulation mit Elementen aus der altindischen Medizin wie spirituelle Praxis und Heilkräuteranwendung.

Jahrhundertelang wurde das medizinische Wissen nur mündlich weitergegeben.

Über Jahrhunderte wurde das Wissen dieser Heilkunst von Lehrern zu Schülern mündlich überliefert, um zu verhindern, dass Nicht-Eingeweihte Zugriff auf schriftliche Dokumente haben konnten.
Erst im 17. Jh. n. Chr. wurden erste medizinische Texte auf Palmblättern in Pali-Sprache verfasst und verehrt. Bei der Eroberung der alten Königsstadt Ayutthaya durch die Burmesen wurden sie leider weitgehend zerstört, sodass nur noch wenige Aufzeichnungen für die Nachwelt erhalten geblieben sind. Sie dienten als Grundlage für die berühmten Eingravierungen in den Wänden des Wat-Pho-Tempels, die 60 mit Punkten und Linien beschriftete Modelle zeigen. Anhand dieser Zeichnungen kann noch heute jeder Student den therapeutischen Nutzen der Thai-Massage nachvollziehen.

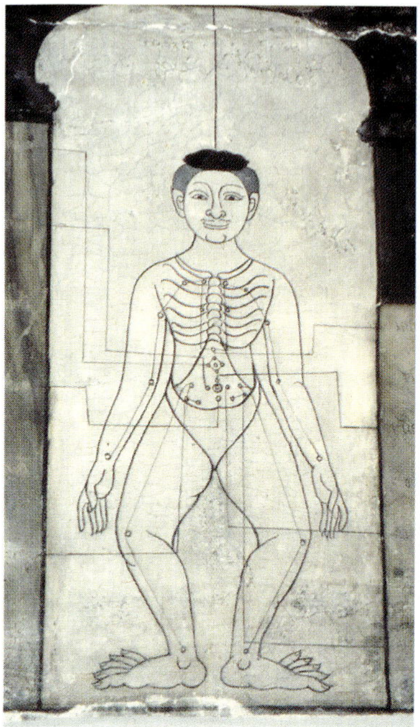

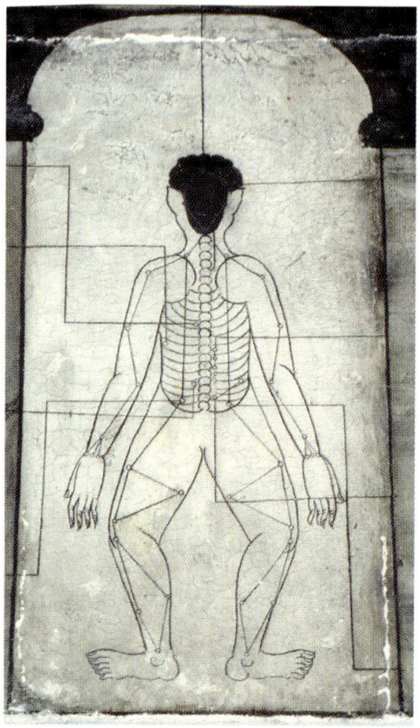

4. Eine Massage in Thailand

Traditionelle Massage in Thailand ist ein besonderes Erlebnis für die Sinne. Man möchte es nie mehr missen...

Thai-Massage gehört nicht nur zum Urlaubsprogramm erholungssüchtiger Westeuropäer, sie ist fester Bestandteil der Kultur und Tradition eines Landes, das um die ganzheitliche Wirkung dieser »sanften Akrobatik« weiß. Hier verbindet sich auf geniale Weise das Wissen aus Medizin und Psychologie sowie Religion und Spiritualität. Überall in Thailand begegnet man Menschen, die Nuad Thai anbieten, ob in Tempeln, öffentlichen Einrichtungen oder Krankenhäusern. Bis ins hohe Alter hinein können wir Menschen beobachten, die sich ganz selbstverständlich in die heilsamen Hände eines Masseurs oder einer Masseurin begeben. Dabei geht es vielerorts mit weit weniger Privatsphäre zu als es bei uns gewöhnlich der Fall ist: In großen Räumen werden die Patienten nebeneinander auf Bodenmatten gleichzeitig behandelt. Als Tourist muss man sich nicht lange nach diesem einzigartigen Wellness-Programm umsehen, denn die Thai-Massage kommt von alleine auf einen zu. Oft beginnen die unermüdlichen flinken Hände des Masseurs beziehungsweise der Masseurin bereits im Gehen, Hände, Unterarme und Schultern zu kneten. Am Ort des erhofften Wohlfühlens (»Massage-Praxis«) angekommen, wird man gebeten, sich auf eine dünne Bodenmatte zu legen. Jetzt beginnt die eigentliche Behandlung, die ja keine Massage in unserem Sinne ist. Schon bald nach den einleitenden »Handbegehungen« beginnen jene Yoga-ähnlichen Dehn- und Streckübungen, die für einen Westeuropäer durchaus anstrengend sein können. Da werden die Beine angewinkelt und die Knie zu Boden gedrückt, dass sich das Becken vom Boden hebt, und dann wieder zur Entspannung mit Händen und Daumen wunderbar geknetet. So geht es fließend von einer Bewegung zur nächsten, mal tief entspannend, mal kräftig dehnend, bis man sich irgendwann daran gewöhnt hat und sich sogar wünscht, es möge nie mehr aufhören. Hat man erst vier-, fünfmal oder öfter diese hohe Kunst der »Körperwiederbeweglichmachung« genossen, spürt man deutlich das Nachlassen so mancher Wehwehchen, die man sonst mit sich herumträgt. Und spätestens nach einer Serie von zehn bis zwölf Behandlungen ist man süchtig geworden und könnte sich ein Leben ohne diese liebevolle Knetung der dritten Dimension nicht mehr vorstellen. Man ist wie in Trance, obwohl man alles deutlicher wahrnimmt als je zuvor. Mit dieser Erfahrung verlässt man das »Land des Lächelns« und wünscht sich entweder, dieses Erlebnis hundertfach zu wiederholen oder gar die hohe Kunst der Berührung selber zu erlernen. Nach Deutschland zurückgekehrt, holt einen der Alltag schneller wieder ein, als es lieb und gut ist. Unwohlsein stellt sich ein, weil ein wichtiger Teil des Lebens fehlt oder doch zu kurz kommt: das Berühren und das Berührt-Werden zum Zwecke des Wohlbefindens und der Heilung. Dieses Unglück in Glück zu verwandeln bedeutet:

1. nach Thailand auszuwandern oder
2. die Kunst der traditionellen Thai-Massage zu erlernen.

Wir bieten in diesem Buch die nötigen Grundlagen und Anregungen für die zweite Lösung!

5. Religiöse und kulturelle Prägung

Die Thai-Massage wurde stark von der fernöstlichen Philosophie geprägt. Um das Wesen und das Wirken der Thai-Massage zu verstehen, lohnt es sich, einen Blick auf diese großartigen Heilsysteme zu werfen.

Thai-Massage und Buddhismus

Die Praxis der Thai-Massage wurzelt tief im buddhistischen Glauben.

Der geistig spirituelle Hintergrund der Thai-Massage wurzelt tief in den Lehren des Buddhismus und macht deutlich, dass Thai-Massage weit mehr ist als eine geschickte Abfolge unterschiedlicher Körperübungen. Thai-Massage ist eine »mitfühlende Behandlung«, die mit dem Wai Khru, einer Gebetszeremonie, eröffnet wird.

Entstehung des Buddhismus

Die Geschichte Siddhartas

Die Entstehung des Buddhismus ist eng an die Person des Buddha geknüpft. Wer war dieser Mensch, der mit den »vier edlen Wahrheiten« einen Ausweg aus der leidvollen Existenz wies und zum Gründer der ersten Weltreligion wurde? Nach allem, was wir über ihn wissen, wuchs er wohl behütet und in Luxus auf, denn sein Vater war König einer altindischen Adelsrepublik.

Siddharta lebte in einer sozial hoch angesehenen Stellung und in materiellem Überfluss, trotzdem war er nicht zufrieden. Was ihn beschäftigte, war die Frage nach dem tieferen Sinn des Lebens und die Suche nach einem Ausweg aus der ewigen Wiederkehr von Geburt, Alter, Krankheit und Tod. Mit 29 Jahren schließlich zog Siddharta die Konsequenzen: er gab all seine Sicherheiten, seinen Wohlstand, seine soziale Stellung, Haus und Familie auf und machte sich auf die Suche nach der »einen Wahrheit«. Als wandernder Bettler traf er auf angesehene spirituelle Lehrer, die ihn in fortgeschrittenen Meditationspraktiken unterwiesen. Obwohl er alle seine Lehrer an Erkenntnistiefe übertraf, blieb er unzufrieden. Er wählte den Weg der Askese, um zur tiefsten Wahrheit vorzustoßen. Nach sechs Jahren härtester Praxis, fast verhungert, wurde ihm bewusst, dass er auf einem Irrweg war und der Wahrheit keinen Schritt näher. In dieser schwierigen Situation erinnerte er sich an einen Traum: als Kind erfuhr er, als er ruhig und kontemplativ unter einem Rosenapfelbaum saß, spontan tiefen inneren Frieden und völlige geistige Reinheit. Unmittelbar begann er, unter einem Feigenbaum zu meditieren und verharrte dort regungslos viele Tage und Nächte, während derer sein Geist klarer und reiner wurde. Die Erfahrungen seines Lebens zogen an ihm vorüber, er erinnerte sich an seine allerfrüheste Kindheit, sah auch sei-

Das Besondere am Buddhismus ist das Beschreiten des »mittleren Weges« zwischen Askese und Weltzugewandtheit. Die Mitte finden heißt, sich in meditativer Haltung seiner positiven geistigen und seelischen Kräfte bewusst zu werden und gleichzeitig das Leben maßvoll zu genießen. Thai-Massage vereint beides spielerisch miteinander.

ne früheren Existenzen auf der Erde und erkannte das Gesetz von Geburt und Wiedergeburt. Er war zu einem »Buddha«, einem vollkommen Erwachten, geworden. Das selbstsüchtige Begehren, welches das ewige Rad der Wiedergeburten in Schwung hält, war in ihm erloschen. Entstanden war ein Wesen mit vollkommenem Verständnis, unbegrenzter Kreativität, schrankenloser Freiheit und voll strahlender Klarheit. Als Buddha hatte er vollständige Befreiung und Erleuchtung erlangt und war ins Nirvana eingegangen. Allerdings begnügte er sich nicht damit, seine eigene Befreiung aus dem Rad der Wiedergeburten zu genießen. Aus Mitgefühl mit allen Lebewesen, die in ihren leidvollen Existenzen verstrickt waren, entschloss er sich, zu lehren und seine Erfahrungen und Einsichten weiterzugeben. 45 Jahre lang, von seinem 35. bis zu seinem 80. Lebensjahr, wanderte er unermüdlich durch Nordindien und hielt Lehrreden über die vier edlen Wahrheiten, den edlen achtfachen Weg und die vier edlen Bewusstseinszustände.

Die buddhistische Meditation richtet sich ganz auf die Erkenntnis und die Überwindung des Leidens. Güte, Mitgefühl und Bedachtsamkeit sind wichtige Tugenden – auch in der Thai-Massage.

Die vier edlen Wahrheiten

1. Die Wahrheit vom Leiden (»Krankheit«)
   Alles, was auf der Erde existiert, ist vergänglich im ewigen Zyklus des Universums. Jede bedingte Existenz ist unbefriedigend und letztlich leidvoll.
2. Die Wahrheit vom Entstehen des Leidens (»Krankheitsursache«)
   Alles menschliche Leiden entsteht mit der selbstsüchtigen Begierde nach vergänglichen Sinnesgenüssen.
3. Die Wahrheit von der Aufhebung des Leidens (»Therapieziel«)
   Erst indem wir diese Begierden durch Entsagung weltlicher Genüsse restlos vernichten, können wir vom Leiden befreit werden.
4. Die Wahrheit des zur Aufhebung des Leidens führenden Weges (»Medizin«)

Das Ziel, sein Leiden aufzuheben und im Nirvana zur Erlösung zu gelangen, erreicht der Mensch nur über den edlen achtfältigen Pfad.

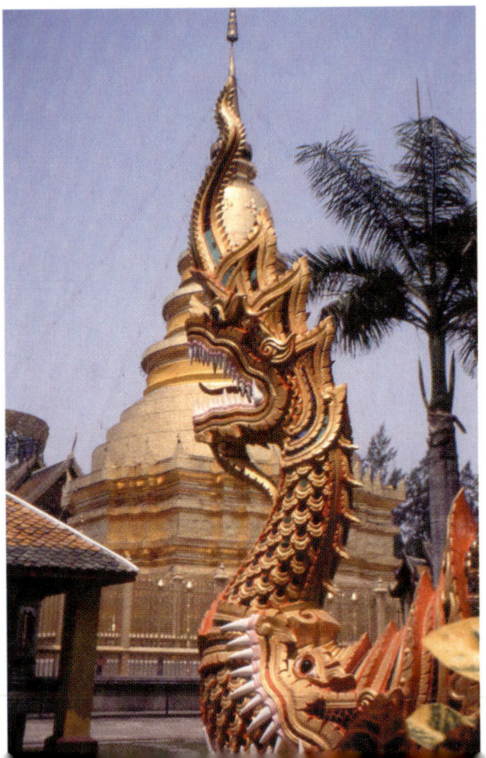

Der »edle achtfältige Pfad«

Der edle achtfältige Pfad beschreibt den buddhistischen Übungsweg, auf dem Menschen sich schrittweise verwandeln und letztlich alle Aspekte ihres Lebens umgestalten. Auf diesem Pfad verändern Menschen ihre Emotionen, Handlungen und ihre Sprache, um schließlich Erleuchtung zu erlangen.

Er besteht aus acht gleichwertigen Schritten:

Der buddhistische Übungsweg

- Rechte Erkenntnis: die vier edlen Wahrheiten erkennen, insbesondere die Vergänglichkeit und Veränderlichkeit allen Seins.
- Rechte Gesinnung: den weltlichen Genüssen entsagen und kein anderes Wesen schädigen.
- Rechte Rede: kein anderes Wesen belügen oder durch Worte schädigen.
- Rechtes Handeln: nicht töten, nicht stehlen, Enthaltung von berauschenden Genussmitteln, Unterlassung unerlaubter sexueller Handlungen.
- Rechter Lebenserwerb: eine Tätigkeit ausüben, die keinem anderen Wesen zum Nachteil gereicht.
- Rechtes Streben: nach dem Weg der Erlösung streben.
- Rechte Aufmerksamkeit: gegenüber dem Körper, der Wahrnehmung und dem Denken aufmerksam sein.
- Rechte Sammlung: durch meditative Versenkung zu höheren Bewusstseinsebenen gelangen und sich schließlich von jeder sinnlich wahrnehmbaren Realität loslösen.

Die vier edlen Bewusstseinszustände

metta, karuna, mudita und upekkha – wesentliche Bestandteile der buddhistischen Praxis

Darüber hinaus ist ein Buddhist immer bestrebt, die vier edlen Bewusstseinszustände zu erreichen und zu erhalten. Sie spielen im täglichen Leben eine genauso große Rolle wie im therapeutischen Handeln und begegnen uns oft in Form von freundlichen und positiv gestimmten Menschen. Sie sind ein wesentlicher Bestandteil buddhistischer Praxis und Übungen:

- metta (Güte)
- karuna (Mitleid)
- mudita (mitfühlende Freude)
- upekkha (Bedachtsamkeit)

Kulturelle Bedeutung

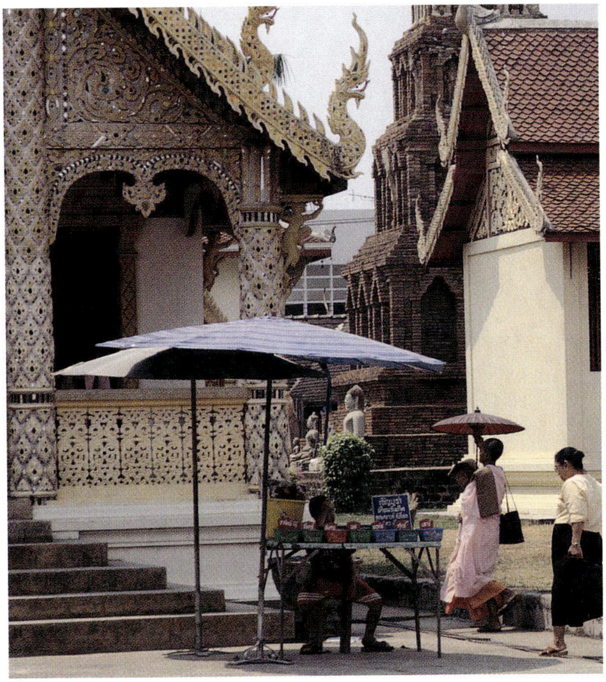

Dem Buddhismus waren in frühester Zeit schon die ersten Schulen zu verdanken. Mönche lehrten ehrenamtlich Schüler das Lesen, Schreiben und Rechnen, was die Klosterschulen zu einem äußerst günstigen Erziehungsfaktor machte. Erst während der Regierungszeit von König Rama V. im ausgehenden 19. Jh. wurde in Thailand das Schulwesen offiziell eingeführt. Heute ist das einzig verbliebene Fach, in dem die Mönche noch unterrichten dürfen, die Ethik.

Der Buddhismus prägte das Land auch in wirtschaftlicher Hinsicht. Obwohl die buddhistischen Mönche keine Anhäufung von Reichtümern und übertriebenen Geschäftssinn lehren, so halten sie dennoch zu einer arbeitsreichen Lebensweise an. Fleiß und kreative Strebsamkeit gehören eben auch zu einem »Weg der Mitte«.

Der Geist wird reich durch das, was er empfängt. Das Herz durch das, was es gibt. Victor Hugo

Vor der Heirat oder dem Eintritt ins Berufsleben war es früher üblich, dass der junge Mann für mindestens vier Wochen in den Mönchsstand eintrat. Hier fand er Gelegenheit, sich um die Seelen verstorbener Verwandter oder um die der noch lebenden Eltern verdient zu machen. Für die Dauer seiner Zugehörigkeit zur Mönchsgemeinschaft wurde von ihm erwartet, dass er im Tempel lebt und sich den klösterlichen Regeln unterwirft.

Früher war jeder Thailänder einmal »Mönch auf Zeit«. Heute sind Mönche selten geworden, erfüllen aber immer noch wichtige soziale Funktionen.

Über die »normalen« ethischen Vorschriften hinaus durfte der junge Novize kein Geld berühren, keine Düfte benutzen, nicht singen und nicht tanzen, nicht in einem bequemen Bett schlafen sowie zwischen zwölf Uhr mittags und Sonnenaufgang keine Mahlzeit zu sich nehmen. Diese strengen Richtlinien erscheinen harmlos gegenüber den 227 Regeln, die »vollwertige« Mönche befolgen müssen. Jedem »Mönch auf Zeit« wurde es selbst überlassen, wann er wieder in den Laienstand zurückkehrt.

Ob Eheschließung, Hausbau oder Beerdigung, Mönche spielen eine wichtige Rolle im sozialen Geschehen der Thais. Sie sprechen Segnungen aus, besorgen Einäscherungen, sind in der Sozialfürsorge tätig und behandeln Rauschgiftsüchtige und psychisch kranke Menschen. Ihr Ruf als erfolgreiche Heiler ist oft größer als der anerkannter Mediziner. Das Kloster (Wat) in Thailand ist nicht nur religiöses Zentrum, sondern auch ein Ort der Erholung und der Zerstreuung, es ist Gemeindehaus, Jugendbegegnungsstätte und Sozialstation in einem.

Bedeutung für den Thai-Masseur

Regelmäßige Meditation hilft Ihnen, ein guter Thai-Masseur zu werden.

Sie müssen nicht Buddhist werden, um ein guter Thai-Masseur zu werden. Es sind vielmehr die Grundgedanken und die geistige Haltung im Buddhismus, die Ihnen zu einer heilsamen Praxis verhelfen können: Versuchen Sie beispielsweise, Ihr ethisches Bewusstsein ständig weiterzuentwickeln, indem Sie allen Lebewesen mit Respekt und Achtsamkeit begegnen. Regelmäßige körperliche Übungen und geistige Konzentration können Sie in die Lage versetzen, einen Zustand innerer Ausgeglichenheit und tiefer Ruhe zu finden. Mit diesen Fähigkeiten sind Sie im Stande, Ihre ganze Aufmerksamkeit Ihrem Massage-Partner zu widmen und ihm tiefes Mitgefühl zu schenken. Ihre Berührungen werden heilsam sein und im Partner tiefe Freude erwecken.

6. Lotus und Jasmin

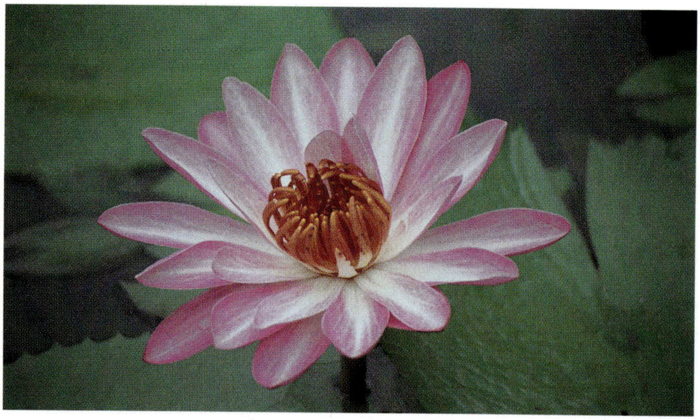

Lotus und Jasmin sind Symbole für die heilenden Kräfte der Natur und stehen stellvertretend für Ayurveda und Traditionelle Chinesische Medizin.

Die heilige Lotusblume ist das Symbol der Reinheit in asiatischen Religionen, weil sich ihre Blätter vollkommen sauber aus dem Schlamm erheben. Im Hinduismus ist sie Sinnbild des Wassers, der Vegetation, der Fruchtbarkeit und des Überflusses, im Buddhismus symbolisiert sie den reinen Geist und die Erleuchtung. Die indische Lotusblume – die schönste ihrer Art – blüht rosafarben bis weiß und trägt haselnussgroße essbare Früchte.

Der Jasminstrauch ist vor allem aus China bekannt: Hier blüht er gelb und verströmt seinen unverkennbaren süßlich würzigen Duft. Das ätherische Öl seiner Blüten dient meist als aromatischer Zusatz von Tee und Parfum. Viele Dichter und Maler – nicht nur in China – haben seine Schönheit beschrieben und die Jasminblüte zum Symbol für weibliche Anmut, zärtliche Liebesgefühle und für die »Süßigkeit der Natur« erhoben.

»Lotus und Jasmin«, so könnte ein asiatisches Märchen heißen. Für uns symbolisiert es die Verschmelzung indischer und chinesischer Einflüsse zur thailändischen Medizin.

Erkenne, dass Gott jeden Tag Millionen von Blüten öffnet, ohne die Knospen dazu zu zwingen. Osho

Ayurveda und Yoga

Ayurveda wurzelt in der über 5 000 Jahre alten Traditionellen Indischen Medizin und besteht aus umfangreichen Heilkräuteranwendungen, Dampfbädern, Ernährungs- und Lebensführungsrichtlinien sowie speziellen Massage-Anwendungen. Ayurveda bedeutet die Wissenschaft vom langen Leben. Ein gesunder Mensch ist der, dessen Körper, Geist und Umwelt im Gleichgewicht miteinander sind. Krankheit fängt da an, wo diese Harmonie fehlt und das innere Gleichgewicht des Menschen gestört ist. Erste Symptome und Krankheitserscheinungen werden nicht als Beginn einer Krankheit gesehen, sondern bereits als deren Auswirkung. Ein guter Arzt beziehungsweise eine Therapie arbeitet daher stets präventiv und ist bemüht, das ursprüngliche Gleichgewicht wieder herzustellen.

Als »Urmutter der Medizin« hat Ayurveda auch die Gesundheitslehre des Yoga mit aufgenommen.

Die Wahrheit ist ein Meer von Grashalmen, das sich im Winde wiegt. Sie will als Bewegung gefühlt, als Atem eingesogen werden. Elias Canetti

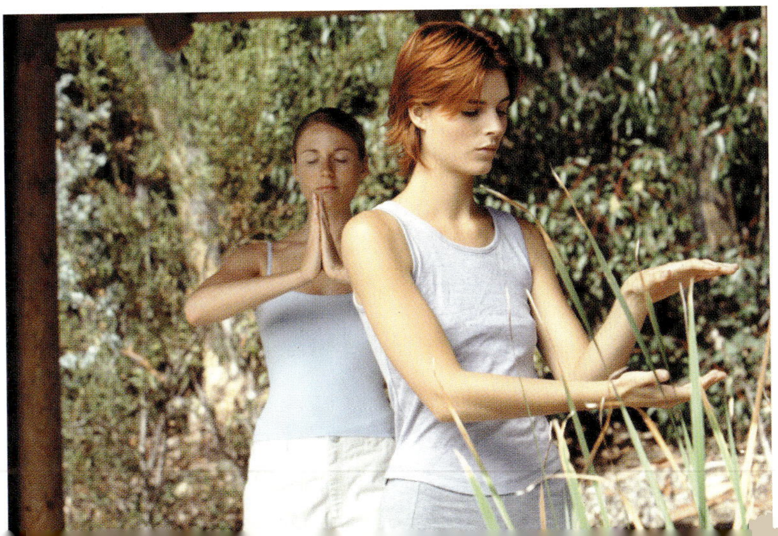

Die ältesten indischen Aufzeichnungen dieser Gesundheitslehre, die so genannten Veden, wurden von Generation zu Generation im Lehrer-Schüler-Prinzip weitergegeben und sind noch heute Grundlage klassischer Lehrbücher über Ayurveda.

Doshas

Ein Geheimnis unserer Gesundheit liegt in der Harmonie der drei Bioenergien.

Es ist das Zusammenspiel der Elemente Luft, Raum, Feuer, Wasser und Erde, das alle Lebensformen entstehen lässt. Im Körper des Menschen wirken drei auf diesen Elementen basierende unterschiedliche Prinzipien: die drei Doshas Vata, Pitta und Kapha. Vata ist das Bewegungsprinzip und steuert Prozesse wie Blutkreislauf, Nervensystem und Ausscheidung. Pitta, das energetische Prinzip, ist für Verdauung, Stoffwechsel, Verstand und Körpertemperatur verantwortlich. Kapha, das Strukturprinzip, verleiht dem Körper Festigkeit, Stabilität und Energie. Ziel des Ayurveda ist eine ideale Dosha-Verteilung.
Auch die Thai-Massage balanciert die Energie der verschiedenen Elemente und schafft ein körperliches und geistiges Gleichgewicht. Sie wirkt auf Blutkreislauf, Nervensystem, Verdauung und auf den Zustand des Bewegungs- und Skelettapparats. Wenn diese Balance erst einmal erreicht ist, fällt es auch leichter, mit seiner Umwelt in Harmonie zu leben.

Der ayurvedische Schreiber Vagbhata hat uns vier Lebensregeln für Gesundheit von Körper, Geist und Seele hinterlassen:

1. Umgib dich nur mit angenehmen Dingen und begib dich nur in Situationen, die deinen Organen und deinem Geist wohltuend sind.
2. Verrichte alle Dinge gründlich und nur nach reiflicher Überlegung, ob sie dir angepasst sind.
3. Gewöhne dir an, deinen eigenen Handlungen selbstkritisch gegenüberzustehen.
4. Verwende nach Möglichkeit Dinge, die einen Ausgleich zwischen deiner Konstitution und der Jahreszeit herstellen; so erhältst du dir vollständig die Unbeschwertheit deines Körpers.

Klingt einfach und nahe liegend – und doch können wir ab und zu wieder daran erinnert werden ...

Prana

Nach ayurvedischer Vorstellung fließt durch unseren Körper kosmische Lebensenergie: Prana. Prana ist in Luft, Nahrung, Wasser und Sonnenlicht enthalten und belebt alle Materie. Wir fühlen uns wohl, wenn diese Energie frei und ungehindert in unserem Körper pulsieren kann. Prana ist verantwortlich für gesunden Schlaf, Gewebebildung, Immunsystem, Nervensystem, Körperfunktionen und unsere Gemütsverfassung. Die Thai-Massage aktiviert Prana und fördert seinen Fluss. Übrigens: Gier, Neid, Angst und Ärger sind die größten Feinde von Prana.

Gier, Neid, Angst und Ärger sind die größten Feinde von Prana, der kosmischen Lebensenergie, die durch unseren Körper fließt.

Nadis und Chakren

Damit Prana überhaupt erst fließen kann, benötigt es ein Transportgefäß: Dies sind die so genannten Nadis. Das Wort Nadi kommt aus dem Sanskrit und bedeutet so viel wie Röhre, Gefäß oder Ader. Bekannt sind etwa 72 000 Nadis, wovon für die Thai-Massage allerdings nur zehn von größerer Bedeutung sind. Durch sie werden die Nadis gereinigt und der Prana-Fluss erleichtert.

Lebensenergie fließt durch unsichtbare Kanäle. In der Yoga-Tradition heißen sie »Nadis«, in der Thai-Massage werden sie »Sen« genannt.

Damit Prana aus den feinstofflichen Energiekörpern des Menschen, aus seiner Umgebung und aus dem Kosmos aufgenommen, in die entsprechende Energiefrequenz umgewandelt und im Körper verteilt werden kann, ist es auf eine Art Empfangsstationen angewiesen, die wir als sieben Chakren kennen.

Die Chakren sind im Ätherleib lokalisiert, der mit dem physischen Körper fast identisch ist. Sie ähneln trichterförmigen Blütenkelchen mit einer unterschiedlichen Anzahl von Blütenblättern. Jedes Blütenblatt stellt ein Nadi dar, durch das die Energien in die Chakren eintritt. Von der Mitte jedes Blütenkelches aus zieht wie ein Blütenstil ein weiterer Kanal direkt in die Wirbelsäule hinein.

Die Chakren sind so mit dem wichtigsten, im Inneren der Wirbelsäule aufsteigenden und bis zum Scheitelpunkt reichenden Energiekanal verbunden. Dieser wird in der Thai-Massage gerade durch die intensive Dehnung und Bearbeitung der Wirbelsäule aktiviert. In der Thai-Massage geht es nicht um eine gezielte Behandlung der Chakren. Dennoch können wir spüren, dass die Energiezentren angeregt und gestärkt werden.

Yoga

Die harmonischen Bewegungen im Yoga stärken das Bewusstsein und kräftigen den Körper.

Die Thai-Massage ist vor allem aus der Yoga-Praxis heraus entstanden. Sie ist sozusagen Yoga!
Wer bereits Yoga praktiziert, wird in der Thai-Massage eine wunderbare Bereicherung finden. Wie Yoga kombiniert die Thai-Massage Akupressur, Stretching, Twisting, Energiearbeit, Meditation, Gebet und Massage. Die Yoga-Praxis ist ein Lebensweg mit fünf tragenden Säulen: Die richtige Entspannung, das richtige Üben, die richtige Atmung, die richtige Ernährung und das positive Denken verbunden mit echtem Mitgefühl. Gilt nicht all das auch für die Thai-Massage? Der Körper ist das physische Instrument dieser Massage und wird durch das Ausführen bestimmter Positionen – die so genannten Asanas im Yoga – belebt. Durch die harmonischen Bewegungen wird das Bewusstsein erweckt und die körperlichen Fähigkeiten gestärkt. Die Asanas, die uns in der Thai-Massage wieder begegnen, erneuern und stabilisieren unsere Körpersysteme: Sie halten Gelenke und Muskeln geschmeidig, stärken die inneren Organe und den Kreislauf. Über das Körperliche hinaus wirken sie auf unseren Geist und unsere Seele: Sie befreien von Ängsten, schenken Vertrauen, Heiterkeit und Gelassenheit.

Traditionelle Chinesische Medizin (TCM)

Neben Ayurveda ist die TCM das zweite traditionsreiche und ganzheitliche Gesundheitssystem, das uns heute noch durch seine Heilkraft überzeugt.

Auf dem Weg von Südchina ins nördliche Siam nahmen die ersten Thais auch das medizinische Wissen der Chinesen mit in ihre neuen Lebensräume. Heute wissen wir sehr viel über die Traditionelle Chinesische Medizin, ist sie doch zu einer auch wissenschaftlich anerkannten Therapieform geworden. Vor allem die Akupunktur hat sich im Bereich der Schmerztherapie einen Namen gemacht und bezüglich der sonst üblichen Behandlungsmethoden Maßstäbe gesetzt. Als Alternativmedizin zu unserer westlichen Apparate-Medizin hat sie einen hohen Stellenwert erlangt. Zu der Zeit, als sich die ursprünglich aus Indien stammende Yoga-Massage in Siam etablierte, war es selbstverständlich, die Gesundheit des Menschen in einem großen kosmischen Zusammenhang zu sehen. Die Traditionelle Chinesische Medizin samt ihrer Vorstellung von Energieleitbahnen und Akupunkturpunkten auf der Haut wurde von den Thais ganz natürlich übernommen. Bis heute ist sie wesentlicher Bestandteil der Traditionellen Thailändischen Medizin.

Taoismus und frühe chinesische Medizin

Bekannt als der spirituelle Vater des Taoismus ist Lao-tse (6. Jh. v. Chr.). Der Taoismus beruht auf der Beobachtung der materiellen Welt und erklärt das Zusammenspiel von Himmel und Erde. Das Tao ist eine Methode, Harmonie zwischen dieser Welt und den im Jenseits liegenden Dingen zu schaffen. Es beschreibt auch den Weg, die unterschiedlichen im Körper wirkenden Kräfte in Harmonie zu halten. Die Chinesen betrachten den menschlichen Körper als einen Mikrokosmos, in dem dieselben Kräfte, die den Kosmos bestimmen, walten. Hauptmerkmal taoistischen Denkens ist die Vorstellung des ständigen Wandels aller Dinge sowie das Bewusstsein von der Einheit des Universums: Alle Phänomene auf dieser Welt sind Manifestationen einer einzigen und ursprünglichen Einheit. Das höchste Ziel des Taoisten ist, sich jener Einheit und gegenseitigen Beziehung aller Dinge bewusst zu werden, sein isoliertes individuelles Ego zu überwinden und sich mit der Wirklichkeit, die hinter allen Erscheinungen steht, zu vereinen. Aus diesem Denken, das dem buddhistischen nicht unähnlich ist, entstand auch die frühe chinesische Medizin. Sie basiert auf dem »Huang Di Nei Jing« (»Der innere Klassiker des gelben Kaisers«), in dem alle Informationen und alles frühe Wissen, das heute die Grundlage für die Praxis der TCM liefert und auch die Thai-Massage geprägt hat, enthalten sind.

Im Tao ist alles eins. Wir Menschen sind ein Mikrokosmos, ein Abbild des Universums, des Makrokosmos. Alle Energien sollen im Gleichgewicht gehalten werden.

Yin und Yang

Chinesisches Denken wäre ohne Yin und Yang undenkbar! Yin und Yang sind aus der ursprünglichen Einheit entstanden und stehen für die beiden Kräfte, die das Leben und das Universum bestimmen. Sie bedingen sich gegenseitig, indem jede Kraft bereits den Keim der anderen in sich trägt.

So gibt es kein Yin ohne Yang und kein Yang ohne Yin. Wenn die Kräfte des Yin abnehmen, erwachen die Kräfte des Yang und umgekehrt. Das ewige Wechselspiel der Vergänglichkeit und der Neuschaffung beginnt. Yang ist der aktive, formgebende, männliche Aspekt allen Seins. Es ist die Energie und Wärme, die unseren Körper speist und Yin bewegt. Yin hingegen ist Ausdruck der Materie, bildet unsere Körpersubstanzen und steht für das weibliche Prinzip. Gemeinsam erst bilden sie die Einheit.

Yin und Yang sind die beiden Kräfte, die alles bestimmen: unser Leben, die Existenz unseres Planeten, das Universum...

Yin	**Yang**
Weibliches	Männliches
Mond	Sonne
Erde	Himmel
Nacht	Tag
Dampf	Formgebung
Kälte	Hitze
Dunkelheit	Helligkeit
Materielles	Nicht-Materielles
Passives	Aktives
Zusammenziehen	Ausdehnen
Bewegung nach unten	Bewegung nach oben
Feuchtigkeit	Trockenheit
Innen	Außen
Vorne	Hinten
Stillstand / Tod	Bewegung / Leben
Blut, Säfte und Substanzen	Qi, Energie und Wärme

Fünf Elemente oder Wandlungsphasen

Alles Leben ist geprägt durch natürliche Kreisläufe und die fünf Wandlungsphasen.

Aus der Beobachtung der Kreisläufe in der Natur entstand das System der fünf Elemente Holz, Feuer, Erde, Metall und Wasser. Alle fünf Elemente stehen in einem Kreislauf in wechselseitiger Beziehung zueinander, ernähren jeweils ihr nachfolgendes Element oder werden von dem vorherigen Element gespeist. Auf diese Art und Weise wird ein schwaches Element automatisch von einem anderen Element gestärkt oder aber ein übermäßig starkes Element in einem Kontrollmechanismus durch ein anderes geschwächt. Ziel ist auch hier die Aufrechterhaltung und ständige Wiederherstellung der Harmonie. Jedem Element sind bestimmte Himmelsrichtungen, Organe, Gefühlszustände, Körperfunktionen, Gewebetypen, Nahrungsmittel und Geschmacksrichtungen zugeordnet. Kein Wunder also, wenn wir durch ständigen Stress in Zeitnot geraten und dadurch unser Feuerelement schwächen, was sich wiederum in Nervosität, Herzrasen und schlechtem Schlaf auswirkt. Oder aber wenn wir durch übermäßige intellektuelle Anforderungen oder ständiges Grübeln unser Erdelement schwächen und die plötzliche Erschöpfung durch die Lust auf Süßes wettgemacht werden will …

Qi

Qi ist die Energie, die in unsichtbaren Kanälen fließt und für alle Lebensvorgänge verantwortlich ist.

Qi ist in der chinesischen, was Prana in der indischen Philosophie ist. Qi ist überall in der Natur und im Kosmos und manifestiert sich in allem Leben durch Veränderung und Bewegung – im Spannungsfeld von Yin und Yang und innerhalb der fünf Elemente. Ob unser Herz schlägt, wir atmen, denken, verdauen, uns bewegen, lachen oder weinen, immer ist Qi im Spiel. Ohne Qi gäbe es keine Gedanken, keine Gefühle und kein Leben. Obwohl Qi überall und in allem ist, so scheint eine direkte Beschreibung oder Definition unmöglich. Die TCM beschreibt mit Hilfe des Qi eine energetische Wirkung mit einer bestimmten Zielrichtung. Das Qi fließt im menschlichen Körper vor allem im Meridiankreislauf, den Energiebahnen. Mit ein bisschen Gespür können Sie während der Thai-Massage und im Anschluss das Qi in einzelnen Körperbereichen oder im gesamten Körper wahrnehmen – als gleichmäßige, wellenförmige Bewegung oder starkes Strömen, das von einer Stelle aus den Körper plötzlich durchdringt.

Meridiane

In der TCM arbeitet der Behandler entlang der Meridiane, auf denen zahlreiche Punkte liegen, die man nadeln oder mit Daumendruck pressen kann.

Ähnlich wie das Prana in den Nadis, so bewegt sich das Qi in den so genannten Meridianen durch den menschlichen Körper – ein Netzwerk aus energetischen Leitbahnen. Jeweils zwei verschiedene Organe bilden in der chinesischen Medizinlehre funktionelle Einheiten, die wiederum mit bestimmten, oberflächlich als auch in der Tiefe verlaufenden Energiekanälen in Verbindung stehen. Ist beispielsweise die Rede vom Lungenmeridian, so sind damit neben dem oberflächlichen und tiefen Hauptmeridian auch noch unzählige Verästelungen und Querverbindungen gemeint.

Über Akupunktur oder Druckpunkt-Massage kann das Qi an bestimmten Stellen, die Tsubos oder Akupunkturpunkte genannt werden, beeinflusst und reguliert werden. An den Akupunkturpunkten hat das Qi der Organe und Meridiane mit der Oberfläche Kontakt. Das erklärt auch, warum bestimmte Symptome wie Druckschmerz oder Hautveränderungen Aufschluss geben über eine Disharmonie innerhalb eines entsprechenden Organs. Thai-Massage bearbeitet also nicht nur oberflächlich Haut und Gewebe, sie erreicht vielmehr das Innerste unseres Körpers.

Teil II: Vor der Behandlung

1. Eine Oase der Ruhe schaffen

Der Raum für Gelassenheit und Beweglichkeit

Zum Gelingen Ihrer Massage benötigen Sie vier Dinge: innere Ruhe, Zeit, ein ebenso entspannendes Ambiente und Momente der persönlichen Vorbereitung. Mit etwas Geschick und Kreativität können Sie sich eine kleine Oase der Ruhe schaffen – auch inmitten des Großstadttrubels und egal, wie groß Ihre Wohnung ist.

Schaffen Sie Raum für Besinnung, Entspannung und Erholung.

Wir alle tragen in uns einen inneren Rückzugsort, an dem unendliche Ruhe und Frieden herrschen. Aber nur selten gelingt es uns, diesen Ort aufzusuchen. Wir müssen selbst ein wenig nachhelfen und über das Äußere einen Spiegel für innere Kraft und Ausgeglichenheit schaffen. Ein günstiger Ort beziehungsweise Raum kann zudem dieses innere Erleben noch verstärken. Schließlich wollen wir uns wohl fühlen und genießen.

> *Nur im ruhigen Teich spiegelt sich das Licht der Sterne.*
> *Chinesisches Sprichwort*

Die Thai-Massage wird normalerweise an einem ungestörten Ort praktiziert. Schaffen Sie Raum für Besinnung, Entspannung und Erholung. Vielleicht sind Sie sogar in der glücklichen Lage, einen einzigen Raum nur für Massage, Meditation und Entspannung zu besitzen. Andernfalls können Sie mit wenigen Handgriffen jeden anderen Ort kurzfristig in eine

Mit Wärme und Ruhe, mildem Licht, sanfter Musik und angenehmen Düften zaubern Sie eine wohltuende Atmosphäre für Ihre Massage.

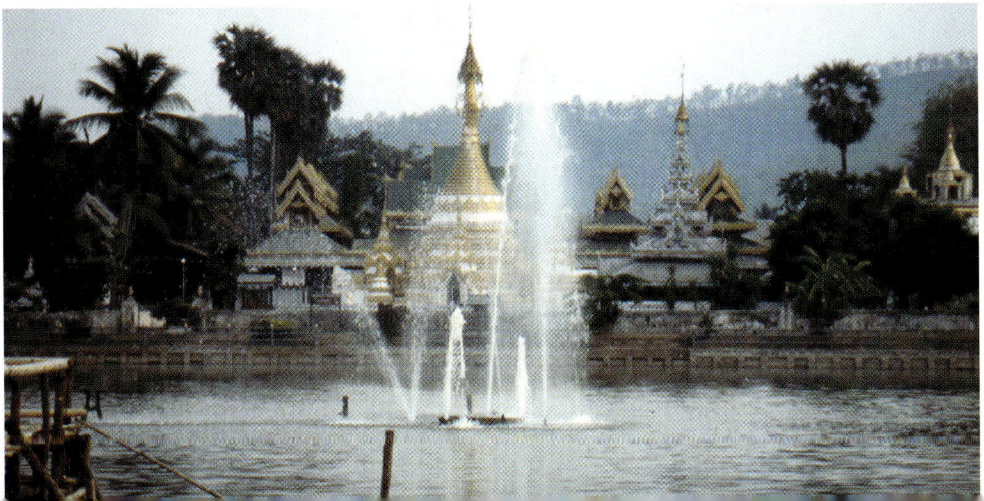

Ruhezone verwandeln. Letztendlich ist die Gestaltung eine ganz persönliche Angelegenheit und dem Geschmack jedes Einzelnen überlassen. Wichtig ist nur, dass Sie sich ebenso wohl fühlen wie die Person, die Sie behandeln. Lassen Sie sich inspirieren von den nachfolgenden Tipps und probieren Sie das ein oder andere einfach einmal aus.

Wertvolle Tipps für eine Raumgestaltung:

- Eine einfach gehaltene Raumausstattung wirkt beruhigend und schafft Raum für eigene Ideen.
- Vermeiden Sie eine allzu überladene Dekoration.
- Entfernen beziehungsweise verdecken Sie scharfe und aggressive Gegenstände.
- Lüften Sie den Raum vor und nach der Massage gut durch.
- Stellen Sie sich ein Bild oder Foto auf, zu dem Sie persönlich positive Assoziationen haben und das eine Kraftquelle für Sie ist.
- Bilder von fließendem Wasser, Blumen oder harmonischen Landschaften lassen den Gedanken freien Lauf.
- Setzen Sie Akzente durch Motive und Symbole, die Hoffnung und Vertrauen ausstrahlen.
- Arbeiten Sie mit Farben, die Energie aufbauen beziehungsweise eine reinigende und beruhigende Wirkung haben.
- Holen Sie sich ein Stück Natur in den Raum: eine schöne Pflanze oder ein Spiegel, der über das Fenster Grün hineinbringt, stärken die Energie.
- Gönnen Sie sich den Anblick einer frischen Blume!

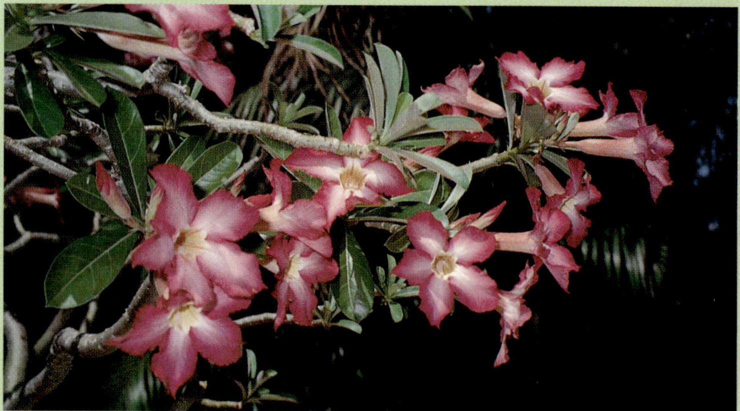

- Große Wanduhren oder laut tickende Uhren brauchen Sie während der Massage nicht. Sie stören allenfalls. Sie möchten Ihren Partner ja in das Gefühl der »Zeitlosigkeit« versetzen, da würde ihn der Anblick einer Uhr nur behindern. Legen Sie sich eine kleine Uhr in Reichweite, falls Sie eine Zeitkontrolle wünschen.
- Dunkeln Sie den Raum ab, wenn der Ausblick nicht schön ist oder Sie eine dunkle Atmosphäre vorziehen. Kerzen beziehungsweise gedämpftes Licht schaffen eine besonders warme Stimmung.
- Sorgen Sie dafür, dass es Ihrem Partner nicht zu kalt wird. Wo Sie selbst unter Umständen ins Schwitzen geraten, kann Ihr Partner durchaus frieren.
- Legen Sie sich ausreichend Decken parat und schalten Sie eventuell die Heizung an. Eine Wärmflasche oder ein warmes Kirschkernkissen an den Füßen oder auf dem Bauch kann sehr wohltuend sein.
- Schalten Sie äußere Lärmkulissen so weit wie möglich aus. Das bedeutet: Handy und Telefon ausschalten. Vergewissern Sie sich, dass Sie während der Massage durch nichts gestört werden.

Farben

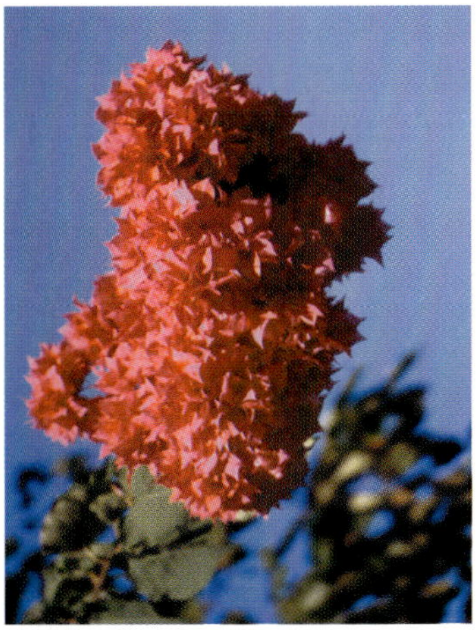

Farben können uns regelrecht erdrücken oder aber im Gegenteil erheitern. Man denke nur an einen ständig grauen Himmel oder an das leuchtende Grün einer satten Frühlingswiese. Farben beeinflussen unser Leben erheblich – schließlich begegnen wir ihnen überall und ständig. Jede Farbe besitzt eine unterschiedliche Vibration und Wellenlänge mit ganz speziellen Wirkungen auf den Organismus und unsere Psyche. Wenn Sie sich die Wirkung der einzelnen Farben bewusst machen, können Sie sie gezielt für Ihre Massage einsetzen – sei es als Wandfarbe Ihres Massage-Raumes oder aber in Form von Farbtherapie mit bunten Lichtquellen.

Farben bereichern unser Leben, machen den grauen Alltag freundlicher und stärken unsere Gefühle.

Die Seligkeit eines Augenblicks verlängert das Leben um tausend Jahre.
Japanisches Sprichwort

Farbe	Symbol	Wirkung	Therapeutischer Einsatz
Rot	Lebenskraft, Energie und Wärme	Regt Sinne und Nervensystem an	Niedriger Blutdruck, Erschöpfungszustände
Rosarot/ Pink	Sicherheit und Schutz	Beruhigt die Nerven, löst körperlichen und seelischen Druck	Angstzustände, Spannungskopfschmerzen, Herz-Lungen- und Atembeschwerden
Orange	Energie und Vitalität	Stärkt Selbstvertrauen	Depressionen, Aufbau von Körpersäften
Gelb	Licht und Lebensglück	Inspiriert, weckt schöpferische Kräfte	Solar-Plexus-Blockade, negative Gefühle
Grün	Erde und Natur	Schenkt inneren Frieden und Standhaftigkeit, beruhigt die Augen	Stress, Unruhe und Nervosität, für Menschen, die viel lesen
Blau	Himmel und Meer, unbegrenzte Ferne und Tiefe	Kühlt und lindert Schmerzen, entspannt Geist und Nerven	Schlafstörungen, körperliche und geistige Überforderung
Violett	Vereinigung von Geist und Körper, Mäßigung	Extreme reinigende Kraft	Migräne und Neurosen. Nur vorsichtig anwenden!
Weiß	Klarheit, Reinheit und Neubeginn	Reflektiert alles, besitzt keine eigene Strahlkraft, befreit von Farb- und Umwelteinflüssen	Kleidung für medizinisches Personal, »Schutzkleidung«, Massage-Kleidung
Schwarz	Trauer, Eleganz	Absorbiert alle Einflüsse	Im Bereich der Massage besser meiden!

Düfte

Düfte sind seit Urzeiten wichtiger Bestandteil von Zeremonien.

Düfte wecken Erinnerungen, Sehnsüchte, Gelüste und Bilder in uns. Wie Musik bergen sie die geheime Kraft in sich, uns weit wegzuführen in Welten der Fantasie und Träume – oder aber sie führen uns bewusst zu uns. Beides geschieht während der Thai-Massage. Wir treten ein in die uns unbewussten Welten verborgener Träume und unserer Kreativität und wir lenken die Aufmerksamkeit und Konzentration auf das momentane Geschehen in unserem Körper.

Pflanzen besitzen in ihren Harzen, Rinden, Blättern, Blüten oder Wurzeln feine Duftmoleküle, die die Riechzellen unserer Nasenschleimhaut reizen und von dort aus eine Verbindung zum Gehirn erzeugen. So werden unser Hormonsystem, unser Nervensystem sowie unsere Emotionen beeinflusst. Der Mensch schätzt seit jeher diese heilenden Kräfte über Duft und Nase. Räucherzeremonien sind in vielen Kulturen fester Bestandteil als religiöser Brauch, als Gabe für Götter, zum Anrufen guter Geister und Schutzgottheiten oder auch zu medizinischen Zwecken.

Unserem Gedächtnis bleiben Düfte von allen Dingen am besten in Erinnerung.

Düfte erwecken unser Bewusstsein, lösen innere Anspannungen, können negative Stimmungen durchbrechen oder Räume von negativen Energien befreien. Ihre reinigende und aufbauende Wirkung gibt der Thai-Massage besondere Bedeutung. Achten Sie darauf, dass Ihr Partner keine Abneigung oder Allergien auf das verwendete Räucherwerk besitzt – im Zweifelsfall gilt auch hier: Besser vorher fragen. In jedem Fall aber sollten Sie qualitativ hochwertige Produkte wählen – egal ob Räucherstäbchen, Räucherwerk oder ätherische Duftöle für die Duftlampe. Billigprodukte sind oft mit Chemikalien versehen, die Schleimhautreizungen und Kopfschmerzen oder Allergien auslösen können. Denken Sie auch daran, den Raum vor und nach einer Räucherung gut durchzulüften.

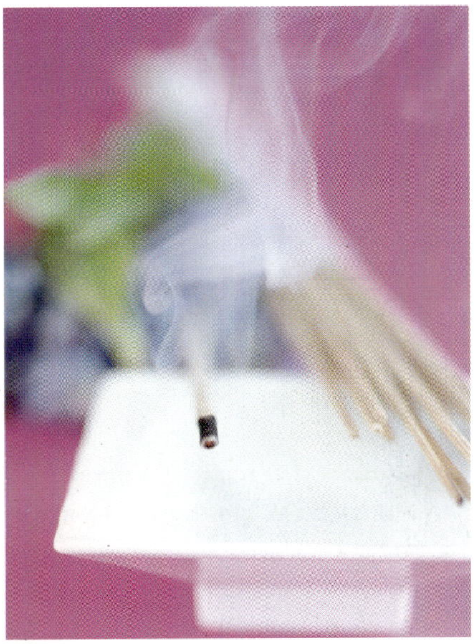

Die zehn gebräuchlichsten Gewürze in der fernöstlichen Mythologie und Kultur sind unter anderem Aloe, Benzoe, Eukalyptus, Ingwer, Kampfer, Muskatnuss, Patchouli, Sandelholz, Weihrauch und Zimt. Folgende Tabelle zeigt ihre häufigsten Anwendungsgebiete. Natürlich können die ätherischen Öle für bestimmte Zwecke auch miteinander kombiniert werden, seien Sie aber zunächst eher vorsichtig in der Dosierung, da einige Öle in höherer Konzentration auch giftig sein können. Verwenden Sie immer nur ein paar Tropfen von jeder Essenz!

Aloe	Atemnot, Asthma, Darm-Erkrankungen, Magenbeschwerden, Rheuma, Wundheilung
Benzoe	Bronchitis, Depressionen, Entspannung, Erdung, Halsentzündung, Hauterkrankungen, Schlaflosigkeit, Trauer
Eukalyptus	Atemnot, Asthma, Blasenentzündung, Bronchitis, Erkältung, Muskelschmerzen, Nierenerkrankungen, atmosphärische Reinigung, Rheuma, Wundheilung
Ingwer	Blähungen, Erschöpfungszustände, Muskelschmerzen, Rheuma
Kampfer	Erschöpfungszustände, Herzschwäche, Nervosität, atmosphärische Reinigung, Rheuma
Muskatnuss	Blähungen, Durchfälle
Patchouli	Entwässerung, Erdung, Erkältung, Erotik, Wundheilung
Sandelholz	Angst, Blasenentzündung, Bronchitis, Entspannung, Erkältung, Erdung, Nervosität, Schlafstörung, Stress
Weihrauch	Angst, Atemnot, Asthma, Bronchitis, Darmerkrankungen, Entzündungen, Erkältung, geistige Klärung, Hauterkrankungen, Konzentrationsförderung, Lebererkrankungen, Magenbeschwerden, Menstruationsbeschwerden, atmosphärische Reinigung, Rheuma, Trauer, Wundheilung
Zimt	Angst, Blähungen, Durchfall, Kältegefühl, Magenbeschwerden, Muskelverspannungen, Nervenschwäche, Stress, Trauer

Öle

Für die Thai-Massage selbst benötigen Sie keine Öle. Im Gegenteil: Stark fettende Körperlotionen und Massage-Öle auf der Haut erschweren viele Übungen, da Sie als Masseur den sicheren Halt verlieren.

Öle für die Entspannung danach!

Es spricht aber nichts dagegen, im Anschluss an die Thai-Massage bestimmte, besonders verspannte Körperregionen zur Durchblutungsförderung oder zur Entspannung mit einer speziellen Massage-Ölzubereitung zu behandeln. Sie können sich duftende Massage-Öle aus einer Mischung aus Sesam-, Mandel- oder Jojobaöl und entsprechenden natürlichen ätherischen Essenzen selbst zusammenstellen.

Geben Sie zwei Esslöffel Basisöl in eine Schale, träufeln Sie ein paar Tropfen ätherisches Öl dazu und schon ist ein Spezial-Massage-Öl gemischt.

Vor allem Pflanzenöle mit ungesättigten Fettsäuren sind Träger wichtiger Heilstoffe und Vitamine, die die Funktionen der Haut, der Atmung und der Wärmeregulierung unterstützen. Verwenden Sie nach Möglichkeit keine Mineralöle, da diese die Hautporen verschließen und eine gesunde Atmung verhindern. Zwei bis drei selbst gemachte Massage-Öle reichen vollkommen aus, um jeder Eventualität gewachsen zu sein.

Sport- und Muskelöl
Auf 50 ml Mandelöl jeweils 3-4 Tropfen Eukalyptus, Ingwer und Kampfer

Entspannungsöl
Auf 50 ml Jojobaöl jeweils 2-3 Tropfen Benzoe, Kampfer und Sandelholz

Sinnliches Pflegeöl
Auf 50 ml Sesamöl jeweils 2-3 Tropfen Patchouli, Sandelholz und Zimt

Die selbst zubereiteten Massage-Öle haben eine Haltbarkeit von etwa einem Jahr.

Lassen Sie bei der Zubereitung Ihrer Kreativität freien Lauf und probieren Sie auch andere, hier nicht beschriebene ätherische Öle wie Honig, Orange, Jasmin, Rose, Rosmarin, Zitrone oder Wacholder. Natürlich können Sie auch auf fertige Produkte zurückgreifen. Auch hier sollten Sie unbedingt auf eine hohe Qualität achten.

Empfehlen können wir beispielsweise die Öle der Firma Weleda: Arnika-Massage-Öl, Citrus-Mandelöl, Lavendel-Pflegeöl oder Sanddorn-Pflegeöl. Von der Firma AryaLaya: Hautfunktions- und Massage-Öl mit Mandelblüte. Diese Produkte finden Sie im gut sortierten Drogeriemarkt, Reformhaus oder Naturkostladen.

Musik und Klänge

Nichts bringt uns so schnell und sicher in eine entspannte Gemütsverfassung wie sanfte, harmonische Musik.

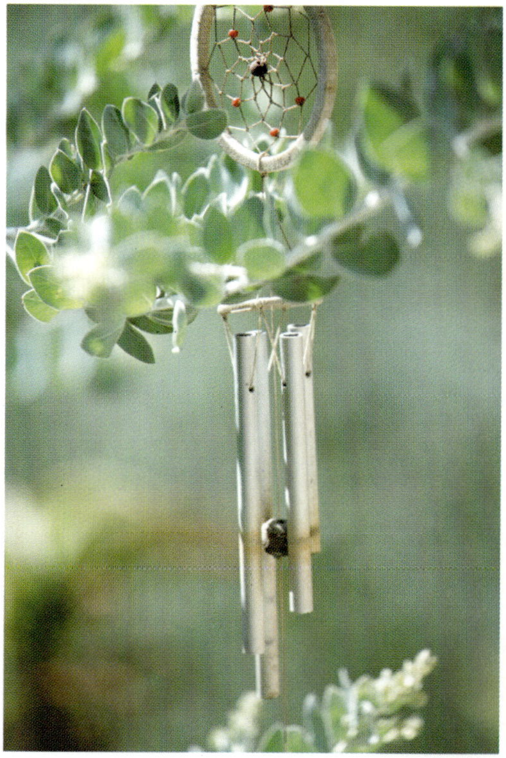

Beruhigende Klänge im Hintergrund machen aus Ihrer Thai-Massage ein echtes Sinneserlebnis. Die sanften Töne tragen uns langsam fort in den Zustand tiefer Entspannung. Sie sind ein willkommener Helfer, wenn es darum geht, abzuschalten und den Alltag hinter sich zu lassen. Musik beruhigt, inspiriert, stärkt, animiert, verzaubert … Trotzdem sollten Sie Ihren Partner vor der Behandlung fragen, ob er gerne Musik hören möchte. Wir empfehlen Ihnen, der jeweiligen Stimmung entsprechend eine Musik zu wählen, die Sie selbst besonders gerne hören. Experimentieren Sie mit unterschiedlichen Klängen und finden Sie die passenden für sich heraus. Das Spektrum reicht von klassischer Musik und gesungenen Liedern über elektronische Entspannungsmusik bis hin zu rhythmischen Trommelklängen.

Wir können Ihnen folgende CDs besonders empfehlen:

Mantra Mohini – flowers of adoration, Smirti Verlag
Gabrielle Roth and the mirrors – Luna, Raven Recording
Lama Gyurme & Jean-Philippe Rykiel – Rain of Blessings, Real World Records
Lama Gyurme & Jean-Philippe Rykiel – Die Stimme der Stille, Sony Music
Reiki – Music for healing and relaxation, The mind body soul series, new world music
Light Reiki Touch, Windpferd Music
David & Steve Gordon – Drum Medicine, Sequoia Records
David & Steve Gordon – Sacred Spirit Drums, Sequoia Records
Entspannung mit Flötenmusik, Disky Communications Europe B.V.
Tai Chi, Sunrise, Avalon Music

Das richtige Outfit

Im Gegensatz zu anderen Massage-Arten wird Thai-Massage – nicht zuletzt aus kulturellen Gründen – in leichter Bekleidung ausgeübt.
Als Behandler und Behandelter sollten Sie eine dünne weite Stoffhose oder eine Legging tragen. Wichtig ist, dass Sie genügend Bewegungsfreiheit haben und nicht eingeschnürt sind. Sie sollten beide frei atmen können und ihr Blutfluss darf nicht behindert sein. Am Oberkörper tragen Sie am besten je nach Jahreszeit ein dünnes T-Shirt oder ein wärmeres Sweatshirt.

Thai-Massage findet immer in leichter Bekleidung statt!

Ihr eigenes Befinden

Wenn Sie sich selbst krank fühlen oder in psychisch schlechter Verfassung sind, ist das kein günstiger Zeitpunkt für Sie, eine Thai-Massage zu geben. Warten Sie ab, bis es Ihnen wieder besser geht.
Bevor Sie ans Werk gehen, versuchen Sie, innerlich zur Ruhe zu kommen. Spüren Sie, wie die Energie durch Ihren Körper fließt. Konzentrieren Sie sich auf Ihre Atmung. Je öfter Sie dies im Alltag üben, desto leich-

Massieren Sie nur, wenn Sie sich körperlich und seelisch gesund fühlen!

Check-Liste für Ihre Thai-Massage

Sie können im Vorfeld schon dafür sorgen, dass Ihre Massage ein gelungenes Erlebnis wird – ungestört und in Ruhe. Überprüfen Sie daher vorher, ob Sie alles, was Sie benötigen, hergerichtet und erledigt haben.

- Dünne, nicht zu harte, aber auch nicht zu weiche Matte (Futon-Auflagen, Bettauflagen, dünne Schaumstoffmatten oder spezielle Fitness-Matten, alternativ eine weiche Decke auf einem Teppichboden)
- Dünnes Betttuch oder ein Handtuch als Auflage auf die Massage-Matte
- Dünnes Kopfkissen (dicke Kopfkissen erzeugen eine Nackenüberstreckung)
- Kissen als Unterlage für den Arm des Behandelten bei der Armmassage
- Knierolle
- Großes dickes Kissen zur Stabilisierung des Behandelten bei der Kopfmassage
- Decken
- Kissen als Unterlage für Ihre Knie
- Taschentücher: Thai-Massage kann sowohl emotionale Blockaden lösen, Lachanfälle hervorrufen als auch eine Reinigung von Stirn- und Nebenhöhlen bewirken
- Tee kochen und Flasche Wasser bereitstellen
- Körperöl
- Entspannungsmusik
- Duftöle oder Räucherstäbchen
- Frische Blumen
- Telefon und Handy ausstellen
- Richtige Raumtemperatur

ter und schneller können Sie vor jeder Massage in einen Zustand der Entspannung und Konzentration kommen. Techniken wie Meditation, Yoga, Qi-Gong, Tai Chi und Feldenkrais sind für jeden Thai-Masseur eine große Hilfe und Bereicherung der eigenen Praxis. Neben der Fähigkeit zu meditativer Achtsamkeit sollten Sie darüber hinaus Ihren Körper flexibel und beweglich halten. Was Sie brauchen sind ein guter Gleichgewichtssinn, die Fähigkeit, Bewegungen langsam und sorgfältig auszuführen, sowie eine gewisse körperliche Ausdauer. Doch vergessen Sie nicht: Übung macht den Meister!

2. Die Kunst der Massage

Hand-Werkzeug des Thai-Masseurs

Das Werkzeug des Thai-Masseurs ist sein Körper, den er mit Herz und Verstand einsetzt.

Das Geheimnis ist einfach: Man nehme zwei Hände, zwei Füße, einen beweglichen Körper, einen tiefen Atemzug und eine Portion Schwerkraft! Der Thai-Masseur braucht nur ein Werkzeug: den eigenen Körper. Es ist der ungewöhnliche Einsatz desselben sowie das Spiel mit der Schwerkraft, das die Thai-Massage zu einem besonderen Erlebnis macht. Behandler und Behandelter beginnen eine Art Tanz, in dem Bewegungen, Dehnungen, Drehungen, Akupressur, Anspannung und Entspannung in einem rhythmischen Fluss den Körper neu beleben und eine neue Struktur schaffen. Der Behandler nutzt die Möglichkeiten, die ihm durch seine eigene körperliche Beweglichkeit gegeben sind, zur Übertragung von Druck, Kraft und Energie.

Die Thai-Massage nutzt die Schwerkraft des Körpers.

Manch einer schreckt beim Anblick der akrobatisch anmutenden Übungen zurück mit der Bemerkung: »Das muss ja wahnsinnig anstrengend sein!« Doch genau das ist es nicht! Thai-Massage nutzt auf raffinierte und logisch durchdachte Weise das eigene Körpergewicht. Aus der Physik bekannte Begriffe wie Energieübertragung und Hebelfunktion haben bei der Thai-Massage plötzlich einen ganz praktischen und unmittelbaren Nutzen. Der Masseur schont seinen eigenen Bewegungsapparat, indem er auf diese Weise Über- und Fehlbelastungen vermeidet. Im Gegenteil – wo er selbst alle Bewegungen in physiologisch korrekter Weise ausführt, stärkt er diesen sogar und tut sich selbst nur Gutes. (Die Übungen und die genauen Bewegungsabläufe der Thai-Massage sind ab Seite 49 detailliert beschrieben.) Ob Behandelnder oder Behandelter, beide strecken, dehnen, drehen sich im gemeinsamen Rhythmus des eigenen Atems – der eine auf aktive, der andere auf passive Weise. Ein Thai-Masseur arbeitet im Stehen, im Sitzen, im Halbkniestand, ja manchmal sogar fast im Liegen. Er rollt mit seinem Unterarm über Schultern, Oberschenkel und Rücken des Behandelten, gibt großflächigen Druck über seine Knie, rollt seine Ellbogen auf Akupressurpunkten ab, wandert mit seinen Füßen über den Rücken des Partners, geht mit Daumendruck Energielinien entlang, lässt sein Gewicht über die ausgestreckten Arme in seine Handflächen fließen und wandert so unermüdlich Beine, Bauch, Rücken und Arme entlang oder klopft mit den Fingerspitzen behandelte Regionen aus.

Immer aber dosiert er sanft sein Gewicht und die Kraft und Tiefe seiner Bewegung. Denn so wie kein Mensch dem anderen gleicht, so gleicht keine Massage der anderen. Es ist immer wieder eine neue Begegnung. Schmerzempfindung, körperliche Grenzen, Erholungsbedürfnis und Anspannung werden immer verschieden sein. Der Thai-Masseur geht bis an die Grenze der Flexibilität und überschreitet sie für den Bruchteil einer Sekunde in einer kaum merkbaren Verstärkung seiner Bewegung. Seine Hände sind jene Kontaktfläche, durch die er das seelische und körperliche Empfinden des Partners zu erspüren sucht. Und in seinen Händen spürt er ganz besonders seine eigenen Kräfte. Er handelt aus seinem Herzen, aber durch seine Hände.

Es ist das Herz, das gibt, die Hände geben nur her.
Afrikanisches Sprichwort

Thai-Massage ist eine Reise in Körperwelten, Atem- und Bewegungsräume.

Wir lassen uns ein auf eine Körpererfahrung mit vielen Veränderungen. Die beste Voraussetzung ist wie für jede Reise Neugierde, Gespanntheit und Lust darauf, Neues zu erproben. Wie sich Wetter, Landschaften und Stimmungen während einer Reise ändern, so wechseln auch Griffarten, Übungen und Druckintensität während der Thai-Massage. Bewegungen in Zeitlupe gehen über in rhythmisch schnelle Handgriffe – eine geniale Arbeit mit dem Faktor Zeit. Hände verwandeln sich: von den Pfoten einer Katze in das lautlose Schlängeln einer Schlange oder klangvolle Hacken eines Spechtes. Wo noch Regen herunterprasselt, besänftigen kreisende Hände den Körper wie warme Sonnenstrahlen bis eine Prise frischer Wind neue Bewegung ins Spiel bringt. Wann immer der Partner abzuheben droht, bringt ihn die Verbindung zur Unterlage und das Gewicht des Behandlers auf sanfte Weise zurück auf den »Boden«. Dieser Kontakt zur Erde vermittelt Sicherheit und Geborgenheit. Er ist es, der uns entspannen lässt – wir können unser Körpergewicht einfach abgeben.

3. Grifftechniken

Handflächendruck

Sie verlagern mit durchgestreckten Armen Ihr Körpergewicht in Ihre Handflächen und wandern so über Arme, Beine, Bauch und Rücken. Immer wenn Sie Energielinien mit Daumendrucktechnik behandeln, sollten Sie vorher und nachher die Muskulatur durch Handflächendruck aufwärmen beziehungsweise entspannen.

Aufwärmen und entspannen!

Handballenkreisen

Mit der flachen Hand geben Sie im Uhrzeigersinn leicht kreisenden Druck auf das zu bearbeitende Körperteil. Besonders geeignet zur Entspannung von Hüft-, Knie- und Schultergelenk oder vor und im Anschluss an die Bearbeitung von Akupressurpunkten zur Auflösung des tief wirkenden Daumendrucks.

Handballenkreisen wärmt, durchblutet, wirkt entspannend und schmerzlindernd.

Daumendruck

Setzen Sie Ihren Daumen flach an, sodass der Druck auf dem vorderen Daumenballen, nicht auf der Daumenspitze liegt. Ihr Fingergelenk darf nicht vollständig gebogen werden.
Wandern Sie nun abwechselnd mit linkem und rechtem Daumen die entsprechenden Energielinien (siehe auch Kapitel IV, 3, Seite 102) auf dem Rücken oder am Arm entlang. Während ein Daumen Druck gibt, löst sich der andere ...

Diese Technik will erlernt werden!

Daumen auf Daumen-Technik

Sie erzielen stark vitalisierende Kraft bis in tief liegende Schichten! Legen Sie Ihre Daumen übereinander und geben Sie gleichzeitig Druck mit steigernder Intensität. Dann den Druck langsam wieder lösen und auf gleicher Stelle leicht nachzirkeln.

Diese Technik bringt blockierte Energie zum Fließen!

Daumen-Kreisen

Eine Technik für den ganzen Körper!

Setzen Sie kreisende Bewegungen mit den Daumen im Gesicht, am Kopf, an den Händen oder Füßen und neben der Wirbelsäule ein.

Doppelter Knetgriff

Der Knetgriff dehnt und entspannt die Muskulatur, wirkt kräftigend und durchblutungsfördernd.

Nehmen Sie mit verschränkten Händen Oberschenkel-, Waden- und Nackenmuskulatur »in die Zange«. Handflächen leicht zusammendrücken und dabei den Muskel leicht nach oben ziehen.

Hand-über-Hand-Streichen

Diese sanfte Streichbewegung ist äußerst entspannend und angenehm!

Legen Sie die Hände flach auf Rücken und Taille beziehungsweise Oberschenkel auf. Während eine Hand zu streichen beginnt, setzt die andere hinter ihr an. Halten Sie immer Körperkontakt und streichen Sie zum Herzen hin. Diese Technik ist eine Wohltat für Haut und Unterhautbindegewebe. Sie wirkt entschlackend, beruhigend und glättend zugleich.

Ellbogendruck

Eine raffinierte Technik!

Mit dem Ellbogen können Sie Fußsohlen, Oberschenkel, Rückenmuskulatur und Kreuzbein/Steißbeinbereich bearbeiten. Setzen Sie Ihren Ellbogen auf, als wollten Sie Ihren Bizeps anspannen. Während Sie nun senkrecht nach unten Druck geben, rollen Sie langsam Ihren Unterarm ab.

Unterarmrollen

Entspannt und bereitet auf den Daumendruck vor.

Ihr Partner wird kaum erraten, um welchen Druck es sich handelt: Geben Sie mit der Elle in einer Rolbewegung über große Flächen hinweg gezielt Druck auf Gesäß, Oberschenkel, Rücken oder Schultermuskulatur.

Kniedruck

Für diese Technik sollten Sie stehen.

Umfassen Sie die Fersen Ihres Partners und geben Sie Druck mit Ihrem Knie auf Oberschenkelrückseite und Gesäß und verlagern dabei Ihr Körpergewicht.

Fußdruck

Wenn zwei Hände nicht genug sind!

Entweder brauchen Ihre Hände eine kleine Entspannungspause oder aber Sie möchten besonders starken Druck ausüben. Es ist wohl die spektakulärste Grifftechnikvariante der Thai-Massage. Sie können Fußdruck aus dem Sitzen oder aus dem Stand heraus geben. In letzterem Falle sollten Sie jedoch einen guten Gleichgewichtssinn haben und sicher stehen. Verlagern Sie Ihr Körpergewicht in Ihren Fuß, sodass die Fußsohle gleichmäßig aufliegt. Geben Sie gleichmäßigen Druck sowohl mit Fußballen als auch mit Ferse beziehungsweise nur partiellen Druck (Ballen, Zehen, Ferse). Wenn Sie aus dem Sitzen heraus arbeiten, geben Sie Druck aus den Beinen heraus. Bearbeiten Sie auf diese Weise Bauch und Rücken, ohne direkten Druck auf die Wirbelsäule auszuüben. Passen Sie die Stärke des Drucks dem Körperbau Ihres Partners an.

Ihre Füße sollten ebenso gepflegt sein wie Ihre Hände! Achten Sie als Masseur besonders auf hygienische Fußpflege...

4-Finger-Akupressur

Eine Variante der Akupressur

Mit vier Fingern bearbeiten Sie in Druck- und Kreisbewegungen knochige Bereiche, das Brustbein, die Rippenzwischenräume oder Brustkorbflanken.

Fingerspitzenklopfen

Verspannungen lösen sich und die Durchblutung wird angeregt.

Täuschen Sie Regentropfen oder das Hacken eines Spechtes vor, indem Sie bei der Kopfmassage sanft mit den Fingerkuppen auf die Stirn klopfen. Führen Sie die Bewegung locker aus dem Handgelenk heraus. Oder aber Sie halten Zeige- und Mittelfinger zusammen und klopfen wie ein Specht den Muskelstrang neben der Wirbelsäule sowie die Schultermuskulatur.

Hacken

Fördert den Muskeltonus, aktiviert den Nerven-Zellapparat der Muskulatur und vitalisiert.

Diese Technik erzeugt ein typisches Klatschgeräusch – ein Zeichen dafür, dass Sie es richtig machen. Mit gefalteten Händen schlagen Sie mit der Fingerkante (oberflächlichere Wirkung) beziehungsweise der Handkante (intensivere Wirkung) locker aus dem Handgelenk heraus. »Hacken« Sie den Rücken im Anschluss an die Massage in Sitzposition oder auch Beine und Rücken in Bauchlage.

Ausschütteln

Diese Technik erreicht tiefe Gewebeschichten.

Wollen Sie die Muskulatur Ihres Partners zwischendurch und nach anstrengenden Übungen lockern und entkrampfen, so schütteln Sie Arme oder Beine leicht und rhythmisch. Umfassen Sie hierzu den Fuß oberhalb des Sprunggelenks beziehungsweise den Arm oberhalb und unterhalb des Handgelenks. Schütteln Sie locker aus Ihrer Schulter heraus. Um die Kniegelenke zu schonen, sollten Sie das Bein nur seitlich schütteln. Beobachten Sie die Bewegung, die Sie durch das Schütteln in Gang setzen! Es ist eine sehr intensive Bewegung, die sogar tief liegende Gewebeschichten erreicht.

Final Kick

Eine spezielle Technik der Thai-Massage.

Der »Final Kick« ist eine spezielle Technik der Thai-Massage, die eine gewisse Übung und Routine erfordert. Beherrschen Sie daher erst die Grundtechniken, bevor Sie sich an den Final Kick heranwagen. Mit dem Final Kick intensivieren Sie die Wirkung von Akupressur oder Dehnübungen. Gehen Sie in Ihrer Bewegung bis an die Grenze und verstärken Sie die Spannung – kurz vor der Auflösung – für den Bruchteil einer Sekunde. Berücksichtigen Sie Bewegungsspielraum und Schmerzempfindlichkeit sowie Ende und Anfang eines Atemzugs Ihres Partners. Weder der natürliche Bewegungsablauf der Thai-Massage noch der harmonische Atemrhythmus sollten durch den Final Kick unterbrochen werden.

Dehnungen in der Thai-Massage

Dehnungen erwecken den Körper zu neuem Leben.

In den Dehnungen liegt das Geheimnis der Thai-Massage. Bei vielen anderen Massage-Formen, die durchaus als angenehm empfunden werden und auch physiologisch positive Wirkungen besitzen, fehlen diese Platz schaffenden Dehnungen. Und gerade sie sind es, die den Körper zu neuem Leben erwecken. Haben Sie schon einmal Tiere dabei beobachtet, wenn sie sich für den Tag startklar machen? Sogar eine Spinne streckt und dehnt säuberlich frühmorgens Bein für Bein. Oder denken Sie an eine schlafende Katze oder einen Hund, die gerade erwachen und sich genüsslich räkeln, lang strecken und dabei ohne Furcht und Schrecken ihre wahre Größe kundtun. Machen Sie es den Tieren gleich! Dehnen Sie sich morgens und abends und immer wieder mal zwischendurch, strecken Sie Ihre Arme in die Höhe, stellen Sie sich auf die Zehenspitzen und werden Sie ganz lang. Dehnen Sie sich nach vorne, nach hinten und besonders zur Seite. Erinnern Sie sich an die Übungen in der Thai-Massage und dehnen Sie Arme, Beine, Rumpf, Nacken, Hände und Füße. Und spüren Sie, was dieses Sich-Dehnen und -Strecken in Ihnen bewirkt. Entdecken Sie die Impulse Ihres Körpers – Atmung, Töne und Empfindungen! Unterdrücken Sie Ihre Impulse unter keinen Umständen. Vielleicht möchten Sie laut seufzen oder aufatmen, vielleicht müssen Sie gähnen oder lachen. Und vielleicht überfällt Sie eine plötzliche tiefe Müdigkeit oder Sie werden spontan unternehmungslustig. Dehnungen lösen Spannungen und Blockaden, sie stillen das Bedürfnis nach Ausdehnung und Erweiterung.

Das zentrale Nervensystem steuert die Dehnfähigkeit.

Unser zentrales Nervensystem steuert die Dehnfähigkeit und die Elastizität der Muskeln durch feine Regelmechanismen der spinalen Motorik. Wird ein Muskel gedehnt und entspannt er sich anschließend, so kehrt er nicht sofort in den Ausgangszustand zurück, sondern verbleibt im so genannten »Dehnungsrückstand«. Der Dehnreiz geht in der Regel mit einem spürbar ziehenden Dehnschmerz einher.

Eine Sache des Gespürs

Die Dehnungen in der Thai-Massage erfordern körperliche wie auch geistige Bereitschaft und sollten in Konzentration und innerer Sammlung korrekt ausgeführt werden. Die Übungen sind besonders wirkungsvoll, da der Körper immer entsprechend fixiert wird, sodass die jeweilige Bewegung nur auf die ausführenden Gelenke übertragen wird. Wichtig ist, stets die richtige Zug- beziehungsweise Druckrichtung beizubehalten. Thai-Massage ist eine Sache des Gespürs, denn der Masseur muss die Grenze der Dehnfähigkeit des Muskels erspüren und auch ein Gefühl dafür bekommen, in welchem Zustand die Gelenke sind. Es gilt, die Beziehung von Muskel und Gelenk zu erfassen. Erst dann wird er intuitiv die Dehnbewegung optimal ausführen.

Wie lange soll man in der Dehnung bleiben?

Entscheiden Sie intuitiv von Fall zu Fall. Achten Sie auf den entstehenden Dehnschmerz und die Schmerzgrenze Ihres Partners. Versuchen Sie auch, den Atemrhythmus beizubehalten.

4. Neun Goldene Regeln

Die Regeln in der Thai-Massage haben symbolische, aber auch praktische Bedeutung.

Für die Ausübung der Thai-Massage gelten einige wichtige traditionell überlieferte Regeln, die wir Ihnen nicht vorenthalten wollen. Sie entstammen einer Zeit, da die Thai-Massage noch Teil der buddhistischen Heilkünste in thailändischen Klöstern war. In unserer heutigen Zeit sollen sie uns an den Ursprung dieser Massage-Technik erinnern und zu einem verantwortungsvollen Umgang mit Nuad Thai motivieren.

1. Studiere die Techniken mit Fleiß und Verantwortung.
2. Praktiziere nicht an öffentlichen Orten.
3. Versuche weder finanziellen noch persönlichen Gewinn aus deiner Massage zu ziehen.
4. Nimm anderen Masseuren nicht die Kunden weg, Konkurrenzdenken ist sinnlos.
5. Lass deine Massage durch sich selbst sprechen und vermeide es, damit zu prahlen.
6. Bitte die, die mehr Erfahrung haben als du, um Rat und lerne von ihnen.
7. Schade nicht dem Ruf der Sieben Schulen*.
8. Gib keine Diplome an Menschen, die nicht qualifiziert sind.
9. Erinnere dich täglich des Ursprungs dieser Heilmassage und sei dir bewusst, dass du in dieser Tradition praktizierst.

5. Gebet

Thai-Massage ist Gebet, Meditation und heilsame Berührung in einem.

Bevor Sie mit der Behandlung beginnen, versuchen Sie, sich innerlich zu sammeln und auf Ihren Partner zu konzentrieren. Danken Sie ihm gedanklich für das Vertrauen, das er Ihnen entgegenbringt, und bitten Sie einfach darum, dass ihm Ihre Behandlung gut tun wird.

In Thailand spricht der Masseur vor Beginn eines Arbeitstages oder auch vor jeder Behandlung ein kurzes Gebet zu Ehren des Begründers der Massage, dessen Wortlaut** wir Ihnen hier wiedergeben:

---

* Die Sieben Schulen sind der symbolische Ausdruck für die Tradition der Thai-Massage.

** Original thailändischer Wortlaut, lateinische Umschrift und deutsche Übersetzung.

Om namo shivago silasa ahang karuniko sapasatanang osatha tipa – mantang papaso suriya – yantang. Gomalapato paka – sesi wantami bantito sumethasso arokha sumana – homi.

Wir laden den Geist des Begründers, des Stammvaters Shivago Kumarpaj, ein, zu uns zu kommen durch sein geheiligtes Leben.

Bitte bringe uns das Wissen aller Natur, damit uns durch dieses Gebet die wahre Medizin des Universums offenbart werde.

Im Namen dieses Gebetes achten wir deine Hilfe und bitten dich, du mögest den Menschen durch unseren Körper Ganzheit und Gesundheit schenken.

Der heilende Gott weilt im Himmel, während die Menschheit in der Welt darunter bleibt. Im Namen des Begründers möge der Himmel sich auf der Erde widerspiegeln, sodass die heilende Kraft die ganze Welt umschließe.

Wir bitten für den einen, den wir berühren, dass er glücklich und von aller Krankheit befreit werde.

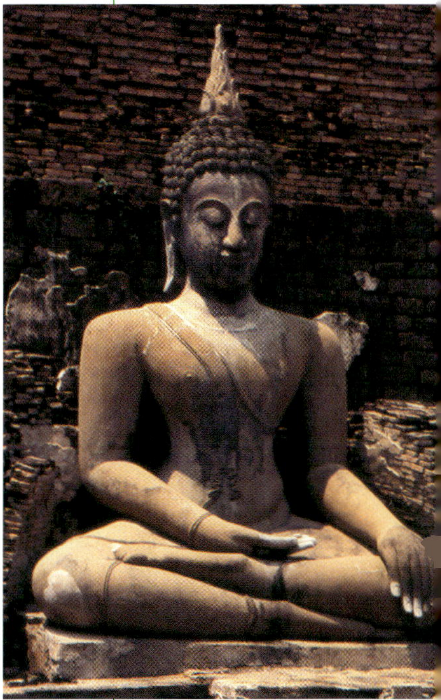

Teil III: Thai-Massage Schritt für Schritt

Ein Wort zur Reihenfolge

In der Thai-Massage gibt es eigentlich keine feste Abfolge der Übungen.

Die Thai-Massage kennt glücklicherweise keine von vornherein vorbestimmte Sequenz einzelner Übungseinheiten. In der Praxis erweisen sich jedoch manche Abfolgen und Kombinationen als sehr sinnvoll, da sie aufeinander aufbauen oder einen wichtigen Gegenpart darstellen. Sie ergänzen sich somit. Die nachfolgende Aneinanderreihung einzelner Griffe und Positionen soll Ihnen den Einstieg in die Technik der Thai-Massage erleichtern. Es ist ein gut durchdachtes Beispiel für eine wohltuende Ganzkörper-Massage. Sobald Ihnen die Übungen einmal in Fleisch und Blut übergegangen sind, steht es Ihnen frei, nach Lust und Laune Ihre eigene Sequenz zu entwickeln und auf den jeweiligen Partner abzustimmen. Denken Sie in jedem Fall daran, dass Ihr Partner die Zeit anders wahrnimmt als Sie selbst und er nicht unter dem Leistungsdruck steht, den Sie sich selbst unter Umständen auferlegen. Sollte Ihnen einmal der nächste Schritt nicht einfallen wollen, so füllen Sie die Zeit getrost, indem Sie mit Handflächendruck Füße oder Beine entlangwandern, bis Ihnen eine Idee kommt. Ihr Partner wird Ihre »kreative Schaffenspause« nicht einmal wahrnehmen – im Gegenteil: Solche Momente zwischendurch geben Gelegenheit zu noch größerer Entspannung und Verlangsamung!

Entspannt liegen

Üben Sie hin und wieder selbst, ruhig und entspannt zu liegen. Das hilft Ihnen, sich besser in die Lage Ihres Massage-Partners hineinzufühlen.

Bevor Sie Ihren Partner dazu ermutigen, es sich bequem zu machen, sollten Sie selbst die Erfahrung gemacht haben, was es heißt, entspannt zu liegen.
Legen Sie sich bequem auf den Rücken. Ihre Füße sind schulterbreit geöffnet, die Beine können mit einer Knierolle leicht angewinkelt werden. Ihre Arme liegen locker seitlich vom Körper. Arme auf dem Bauch würden viele Übungen erschweren. Ihr Kopf ruht auf einem dünnen Kissen oder Handtuch. Achten Sie darauf, dass Ihr Hals durch zu dicke Kissen

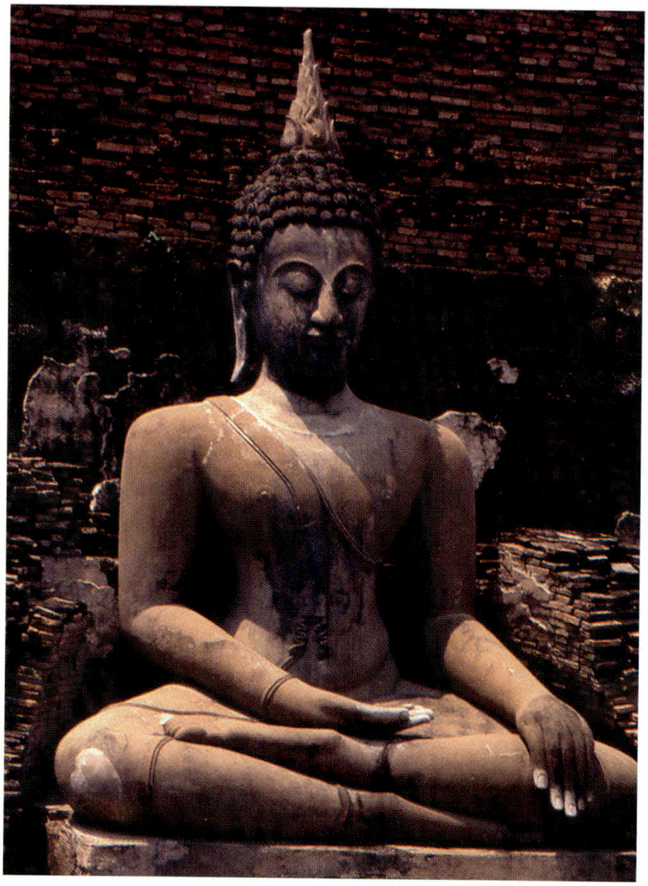

nicht überstreckt wird. Atmen Sie jetzt dreimal tief ein und aus. Durch das tiefe Atmen verändert sich Ihre Körperhaltung noch ein wenig. Spüren Sie nun, wie Ihr Körpergewicht mit jedem Atemzug zum Boden hin fließt und mit der Unterlage zu verschmelzen scheint. Der Kontakt zum Boden ist ein wesentliches Element der Thai-Massage. Indem Sie Ihr Körpergewicht an den Boden abgeben, finden Sie zu tiefer Entspannung. Lassen Sie sich tragen! Gehen Sie in Ihrer Wahrnehmung systematisch Ihren gesamten Körper durch – vom Fuß bis zum Kopf. Spüren Sie die angenehme Schwere und die Ruhe, die sich allmählich in Ihrem Inneren ausbreiten? Bleiben Sie bei einer tiefen Bauchatmung. Je länger Sie so liegen, desto mehr Verspannungen und Blockaden werden sich lösen. Ihr Körper wird Ihnen vermutlich Signale senden, die seine Bedürfnisse nach

Dehnung, nach Seufzen, Gähnen oder Schlaf ausdrücken. Ignorieren Sie diese nicht, sondern geben Sie ihnen nach. Konzentrieren Sie sich in diesem Zustand der Entspannung in Ihrer Wahrnehmung ganz auf das Geschehen in Ihrem Körper. Es geht jetzt nicht darum, Urteile oder Bewertungen zu treffen, Sie sollen einzig und allein Ihrem Körperempfinden Aufmerksamkeit schenken! Sie werden plötzlich beobachten, wie auch Ihr unermüdlich aktiver Geist ganz allmählich zur Ruhe kommt. Nun sind Sie bereit, die heilsamen Berührungen aus Bewegung, Druck und Massage zu erfahren.

Können Sie nun nachempfinden, was es heißt, entspannt zu liegen? Es ist so einfach und gleichzeitig das A und O der Thai-Massage. Ihr Partner soll sich von Anbeginn der Behandlung wohl fühlen und in innerer Ruhe »baden« können. Bitten Sie ihn also, sich entspannt auf den Rücken zu legen. Und trauen Sie sich ruhig, ihn zum tiefen Durchatmen, zum richtigen Liegen und auch zum geistigen Loslassen zu ermuntern. Am besten wirkt es, wenn Sie selbst einen entspannten Eindruck vermitteln und ihm das Gefühl geben, dass er sich und sein Körperempfinden zum Ausdruck bringen darf. Das heißt, es ist sogar wünschenswert, dass er seinen Körperimpulsen nachgeht und ein mögliches Gähnen oder ein Seufzen nicht unterdrückt. Dieser Hinweis mag Ihnen vielleicht überflüssig erscheinen, doch zeigt die Praxis, dass sich sowohl Behandler als auch Behandelter oft scheuen, gleich zu Beginn in die totale Entspannung zu gehen. Manchmal ist es einfach nur die Macht der Gewohnheit, die uns daran hindert – im Alltag kommen die kurzen Momente des Auftankens meist zu kurz und werden schlichtweg vergessen –, daher bedarf es sogar bei einer Massage eines kleinen Impulses und einer Aufforderung. Sie werden sehen, dass Ihre Massage umso wirkungsvoller wird und auch mehr Spaß macht, je gelöster Sie und Ihr Partner von Anfang an sind!

Ermuntern Sie Ihren Partner zum tiefen Durchatmen, zum richtigen Liegen und auch zum geistigen Loslassen.

1. Fußmassage zur Begrüßung

Die Thai-Massage beginnt mit den Füßen. So wie Sie normalerweise jemanden mit einem Händedruck empfangen, so begrüßen Sie Ihren Partner in der Massage mit einem »Fußdruck« – einem sanften Einstieg in die Behandlung. Was Sie für die Begrüßung benötigen, ist Neugierde, Achtsamkeit und Respekt gegenüber dem Menschen, der sich vertrauensvoll

Fußmassage – Entspannung pur und eine freundliche Einladung zu jeder Thai-Massage.

in Ihre Hände begibt. Über die Fußmassage stellen Sie langsam, aber sicher einen ersten Kontakt her und geben Ihrem Partner die Möglichkeit, im Raum anzukommen und den Alltag allmählich hinter sich zu lassen. Sie beginnen mit den Füßen, da diese den am weitesten entfernten Punkt zum Herzen darstellen und somit noch eine gewisse anfängliche Distanz zwischen Ihnen und Ihrem Partner bestehen bleibt. Aber seien Sie sich auch bewusst, dass die Füße eines Menschen etwas sehr Persönliches und ein äußerst sensibler Bereich sind – manchen Menschen ist es sogar unangenehm, ihre Füße berühren zu lassen. Sollten Sie eine gewisse Abwehr verspüren, so erzwingen Sie nichts und belassen die Fußmassage erst einmal bei einem sanften Abtasten. In allen anderen Fällen heißt es jetzt jedoch, auf eine erste Entdeckungsreise zu gehen.

Füße können Geschichten erzählen.

Füße können vielerlei Erfahrungen wiedergeben und Ihren aufmerksamen Augen und sensiblen Händen wird es möglich sein, mit einem einzigen Fuß in Ihrer Hand unzählige Informationen zu erhalten. Betrachten Sie den Fuß und spüren Sie die Wirkung: Fühlt sich der Fuß warm oder kalt an, wie ist die Haut beschaffen, ist sie rissig oder glatt, wie ist der Umriss des Fußes, sind die Zehen biegsam, ist die Fußsohle leicht gewölbt oder eher platt, ist das Fußgelenk beweglich oder steif, und wie ist das Schmerzempfinden Ihres Partners. Mit diesen Informationen können Sie sich schon ein erstes Bild machen, worauf Sie in der nachfolgenden Behandlung besonderen Wert legen müssen. Ziel der Fußmassage ist, Füße und Beine zu lockern und über die Bearbeitung der Druckpunkte auf der Fußsohle sowie über die Bearbeitung der Energielinien auf Fußsohle und Fußrücken den Energiekreislauf des gesamten Körpers zu aktivieren. Die Fußmassage bereitet Ihren Partner auf die nachfolgende Behandlung vor und ist vor allem eines der entspannendsten und angenehmsten Elemente der Thai-Massage, die Sie durchaus auch als eigenständige Teilmassage durchführen können.

Begrüßung und Kontaktaufnahme

Lockerung und Aufwärmen der Füße.

Knien Sie sich vor das Fußende Ihres Partners. Reiben Sie Ihre Handflächen warm. Greifen Sie mit den Händen die Füße und verbleiben Sie für einen Moment in dieser Position. Verlagern Sie nun Ihr Körpergewicht über Ihre ausgestreckten Arme in Ihre Hände und walken Sie abwechselnd mit Handflächendruck die Fußsohlen aus. Geben Sie keinen Druck auf die Fußknochen!

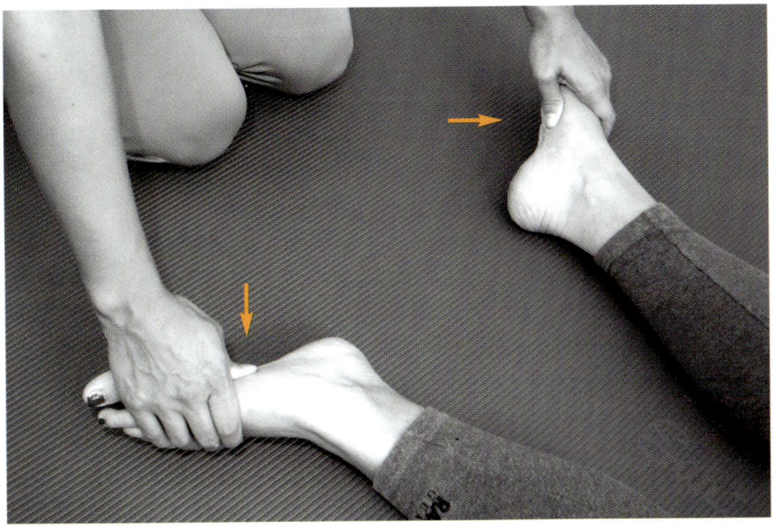

Sechs Fußsohlenpunkte

Geben Sie mit beiden Händen gleichzeitig Daumendruck auf die sechs Fußpunkte der mittleren Fußsohle. Sie bearbeiten hierdurch automatisch die wichtigsten Akupressurpunkte des Fußes.

Wichtig: Arbeiten Sie nach wie vor mit ausgestreckten Armen, sodass Ihr Körpergewicht in Ihre Daumen fließen kann! Geben Sie Druck beim Ausatmen und lösen Sie ihn beim Einatmen. Arbeiten Sie bewusst langsam und finden Sie Ihren Rhythmus! Halten Sie Augenkontakt und beobachten Sie die Reaktion Ihres Partners.

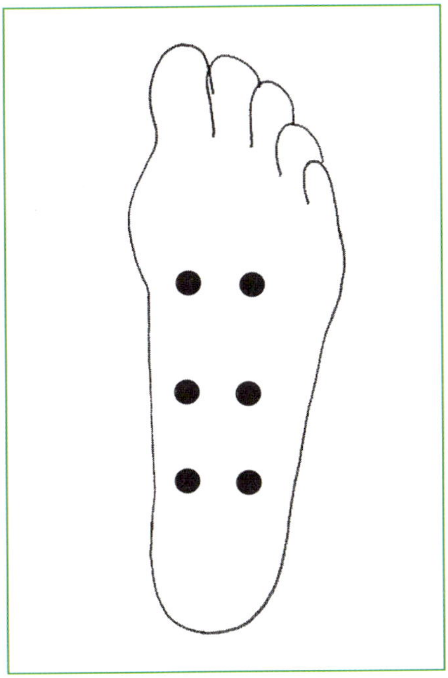

Wirbelsäulenpunkte

Bringt die Energie der Wirbelsäule ins Lot!

Mit gleichzeitigem Daumendruck können Sie nun die Punkte auf der Linie entlang der Fußinnenwölbung von der Ferse bis zum Zehenballen bearbeiten – sie stellen die Reflexpunkte der Wirbelsäule dar.

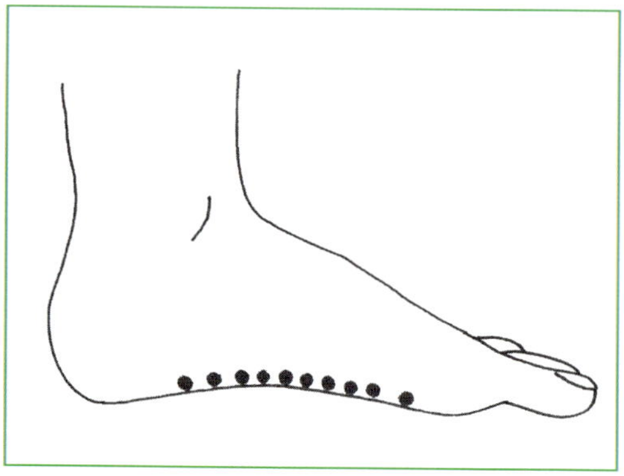

Fußdehnung nach hinten

Lockert die Fußgelenke und dehnt die Wadenmuskulatur.

Umfassen Sie mit Ihren Handflächen die Füße Ihres Partners am Fußballen und den Zehen und schieben Sie sie sanft in Richtung Körpermitte. Wiederholen Sie die Übung öfters, sodass eine rhythmische und leicht federnde Bewegung entsteht.

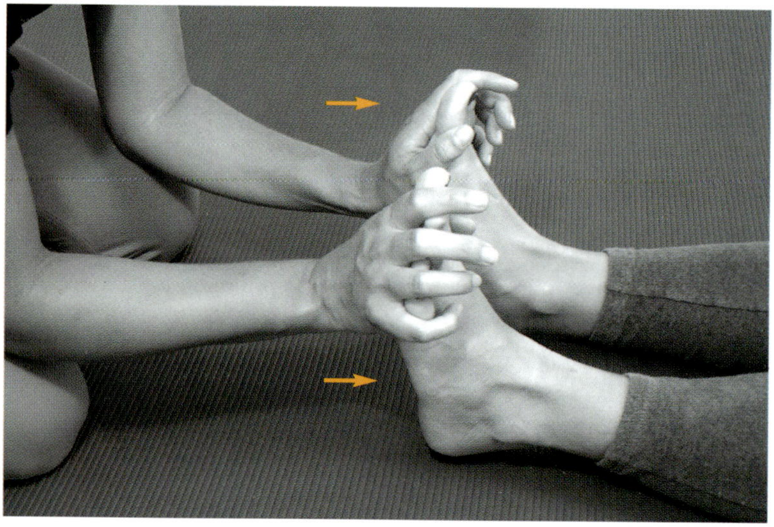

Fußdehnung nach vorne

Gegenbewegung zu der vorangegangenen Fußdehnung. Überkreuzen Sie die Füße Ihres Partners. Legen Sie Ihre rechte Hand kreuzweise auf Ihre linke Hand. Richten Sie sich leicht auf in den Halbkniestand und drücken Sie nun mit ausgestreckten Armen unter Einsatz Ihres Körpergewichts die Füße Ihres Partners vorsichtig nach unten.

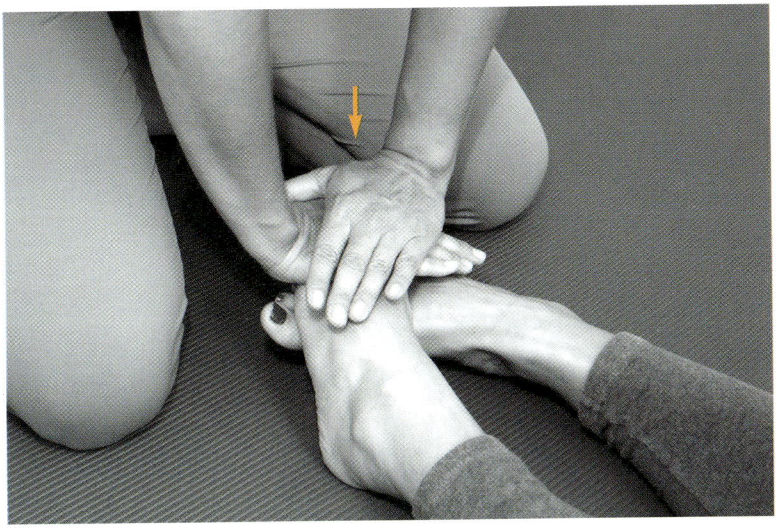

2. Übungen in der Rückenlage

Mit diesen Übungen können Sie Ihren Partner im wahrsten Sinne des Wortes wieder zurechtrücken!

Langes Stehen oder ewiges Sitzen, falsches Schuhwerk, fehlender Sand und fehlende Meereswellen mit ihrer Spezialmassage unter unseren Füßen und zu selten verwöhnende Fußmomente bis hin zu angestrengtem Sitzen in unbequemen Stühlen mit zugekniffenen Augen, gerunzelter Stirn, übereinander geschlagenen Beinen, Atemzüge, die so kurz sind, dass wir sie erst gar nicht bemerken – all das beschert uns einen krummen Rücken, Schmerzen und einen steifen Rücken am Morgen, unruhigen Schlaf, unliebsame Hexenschüsse oder Kortisonspritzen gegen Bandscheibenbeschwerden. Unsere Beine sind schwer, unser Rückgrat leidet, unser Kopf fühlt sich nicht richtig getragen ... Kurzum: Wir

Wenn wir von »walken« sprechen, meinen wir das englische Wort für »gehen, wandern« und nicht das »Walken« im deutschen Sprachgebrauch (= Verfilzen textiler Flächen aus Wolle durch Stoßen, Drücken und Reiben).

sind aus dem Lot geraten! Wie die Beine etwa mit dem Nacken in Verbindung stehen und die Knie mit der Hüfte, das können Sie im nächsten Übungsteil der Thai-Massage erleben. Die Übungen aktivieren den Energiefluss in den Beinen und im Rücken, entspannen und tonisieren die Muskeln, stärken die Beweglichkeit von Knien und Hüfte und mobilisieren Wirbel für Wirbel unser Rückgrat. Lenken Sie Ihre Aufmerksamkeit auf das Zusammenspiel von Beinen, Rücken und Halswirbelsäule und entdecken Sie eine neue Beweglichkeit!

Fußwalk

Walken Sie mit abwechselndem Handflächendruck die Fußsohlen aus. Verlagern Sie Ihr Körpergewicht in Ihre ausgestreckten Arme!

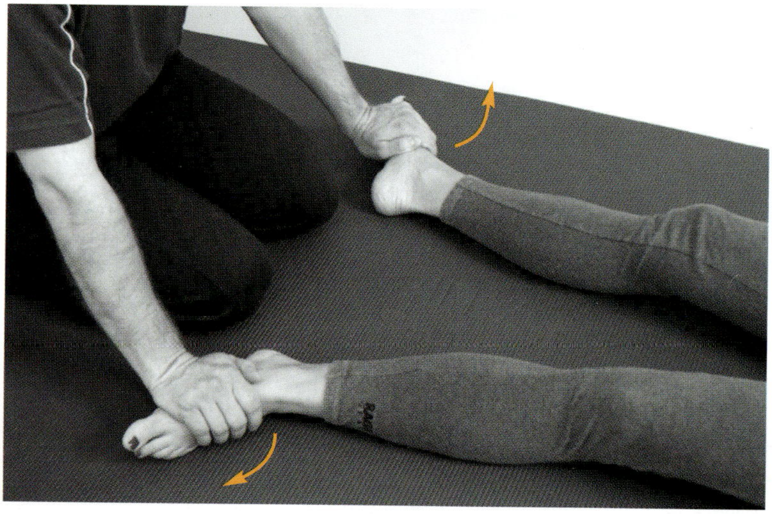

Beinwalk

Wandern Sie mit abwechselndem Handflächendruck langsam die Beine bis zur Leistenbeuge auf und ab. Kommen Sie durch die Verlagerung Ihres Körpergewichts in eine wiegende Hin- und Herbewegung. Arbeiten Sie nur auf Muskeln (nicht auf dem Schienbein). Stopp an den Knien: Hier darf kein Druck ausgeübt werden! Lockern Sie die Kniescheiben mit sanften kreisenden Bewegungen.

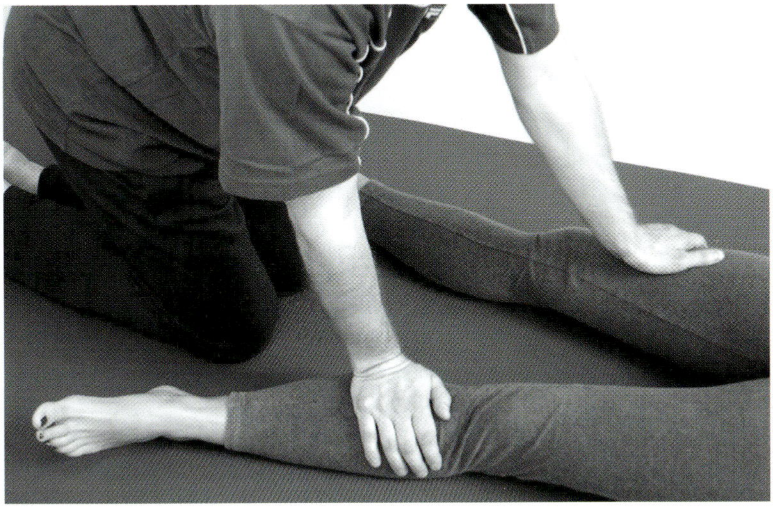

Äußerst einfache und umso angenehmere Übung! Sie können sie nie zu lange machen! Das sanfte Schaukeln wirkt beruhigend und erdend.

Beindehnung

Knien Sie im Vierfüßlerstand neben Ihrem Partner. Jetzt dehnen Sie das Ihnen gegenüberliegende Bein nach außen, unten und in die Länge: Eine Hand umfasst hierbei von innen das Sprunggelenk, die andere die Oberschenkelinnenseite. Ihr Rücken bleibt gerade, Ihr Körpergewicht fließt in Ihre ausgestreckten Arme.

Entspannt die Beinmuskulatur und stimuliert den Energiefluss.

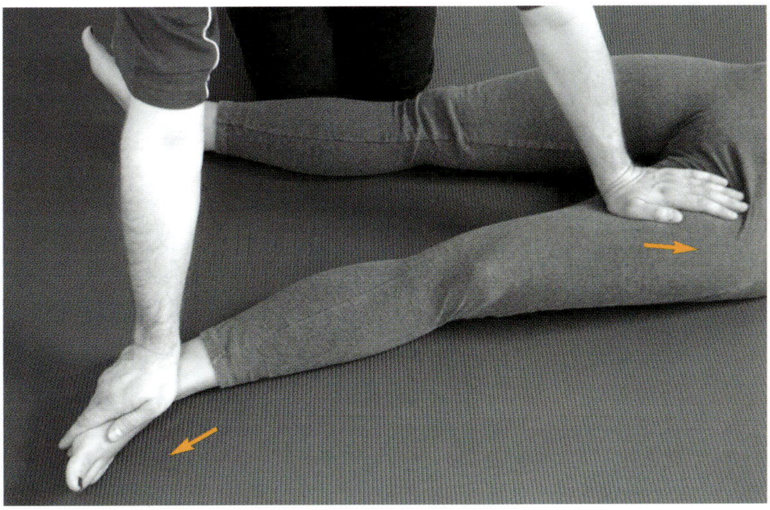

Wiederholen Sie die Dehnung an der Beinaußenseite des Ihnen zugewandten Beines. Diesmal wird das Bein durch die Dehnung leicht nach innen gedreht.
Wechseln Sie die Seite und wiederholen Sie innere und äußere Beindehnung.

Beckenschaukel

Fördert die Beweglichkeit von Knie und Hüfte und stärkt den Energiefluss im Uro-Genital-Bereich.

Winkeln Sie ein Bein Ihres Partners an. Wandern Sie nun mit abwechselndem Handflächendruck in einer Schaukelbewegung beide Beine vom Knie bis zur Leiste auf und ab.

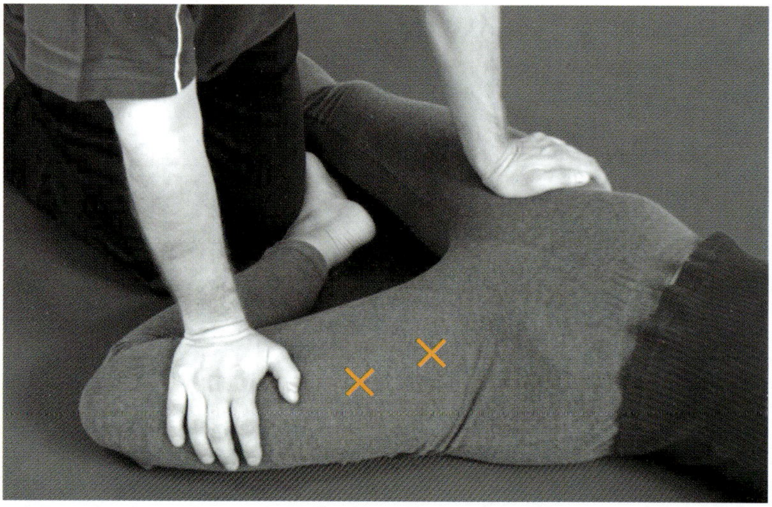

Oberschenkel-Schmetterling

Die Dehnung wird besonders intensiv, wenn Sie den Oberschenkel mit gleichzeitigem Schmetterlings-Handflächendruck bearbeiten. Dosieren Sie den Druck vorsichtig und beachten Sie die Schmerzgrenze Ihres Partners!

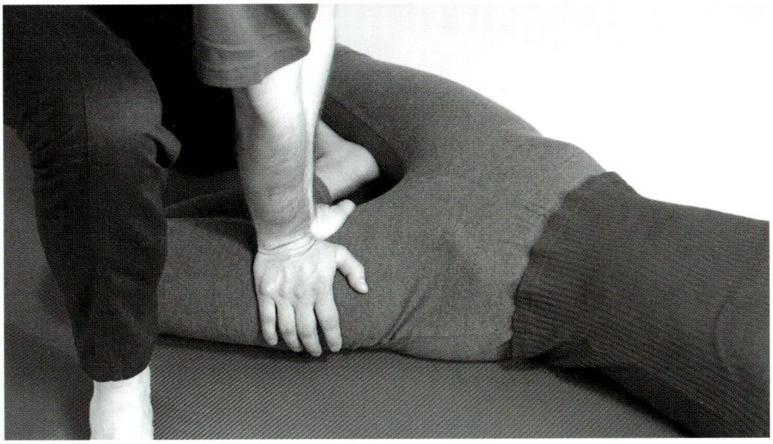

Einbeiniges Tretbootfahren

Umfassen Sie das ausgestreckte Bein am Fußgelenk. Verhaken Sie die Fußspitze Ihres außen liegenden Beines in der Kniekehle Ihres Partners und legen Sie dessen Fuß über Ihr Schienbein. Jetzt umgreifen Sie seine Ferse von innen. Geben Sie mit Ihrem freien Bein Fußdruck auf der Oberschenkelinnenseite. Lehnen Sie sich mit jeder Druckbewegung leicht nach hinten und geben Sie dabei leichten Zug auf das ausgestreckte Bein.

Unterlassen Sie die nachfolgenden drei Übungen bei Knieproblemen!

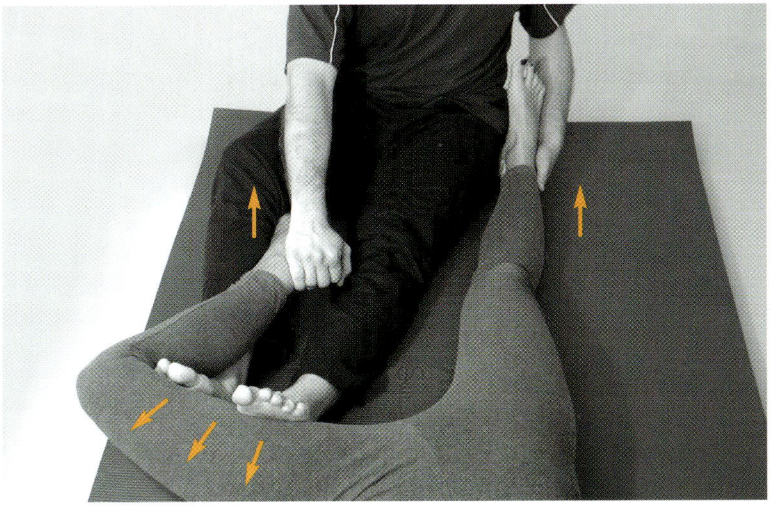

Zweibeiniges Tretbootfahren

Lösen Sie die Verhakung (vom »Einbeinigen Tretbootfahren«) und wandern Sie diesmal mit beiden Füßen abwechselnd die Oberschenkelinnenseite entlang. Diese Übung ist noch intensiver als die vorherige.

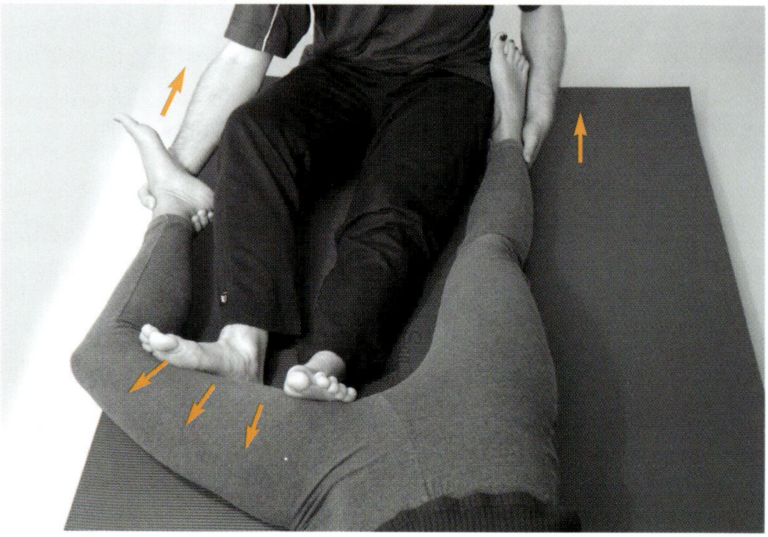

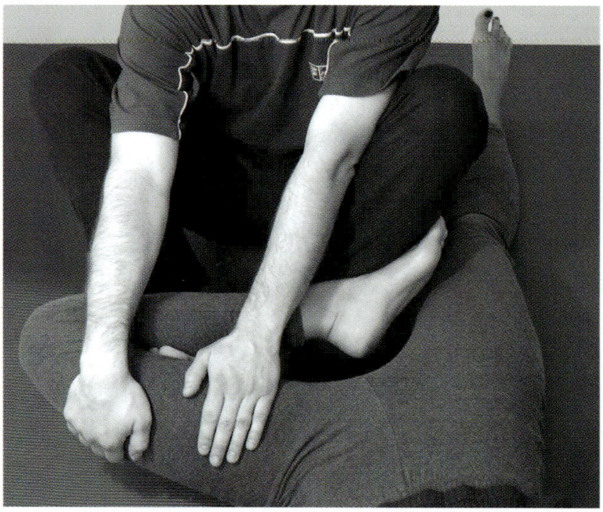

Oberschenkelstreichen

Jetzt müssen Sie Ihre Grundposition verändern. Sie legen das angewinkelte Bein Ihres Partners über Ihre eigenen Füße und ziehen sich mit beiden Händen so nahe wie möglich an den Oberschenkel heran. Streichen Sie mit der Hand-über-Hand-Technik den Oberschenkel sanft aber mit Fingerspitzendruck aus. Klopfen Sie ihn abschließend aus.
Entspannt und lockert die Beinmuskulatur.

Oberschenkelpresse

Fixieren Sie nun das aufgestellte Bein zwischen Ihren Knien. Will das Bein zur Seite wegkippen, so stabilisieren Sie es mit Ihrem Brustbein. »Quetschen« Sie nun mit verschränkten Händen den Oberschenkel sanft aus. Versuchen Sie dabei, den Muskelstrang zwischen Ihren Händen leicht anzuheben und zu sich zu ziehen. Probieren Sie auch, in der gleichen Position (ebenfalls mit verschränkten Händen), jedoch ohne »Quetscheffekt« das aufgestellte Bein am Oberschenkel zu sich zu ziehen. Beobachten Sie, wie sich dabei die Wirbelsäule bis zum Hals hin streckt.

Intensive Muskelentspannung und eine Wohltat für gestresste Wirbelsäulen!

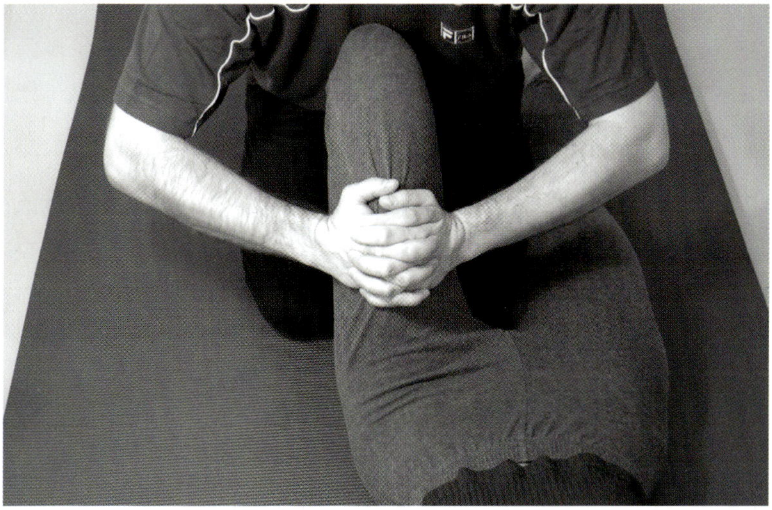

Die nachfolgende Übung ist untersagt bei Knieproblemen!

Beinöffner

Legen Sie im Halbkniestand das angewinkelte Bein Ihres Partners in Ihre Leistenbeuge und fixieren Sie mit einer Hand dessen Knie, mit der anderen den Oberschenkel. Aufgepasst: Die Kraft der Bewegung kommt aus Ihrer Hüfte! Sie schieben das angewinkelte Bein zum Oberkörper Ihres Partners hin, während Sie mit Handflächendruck den Oberschenkel bearbeiten.
Diese Übung wirkt Wunder! Sie öffnet den gesamten Becken- und entspannt dabei den unteren Rückenbereich.

Knie und Hüfte als Hauptakteure dieser Dehnung werden gestärkt.

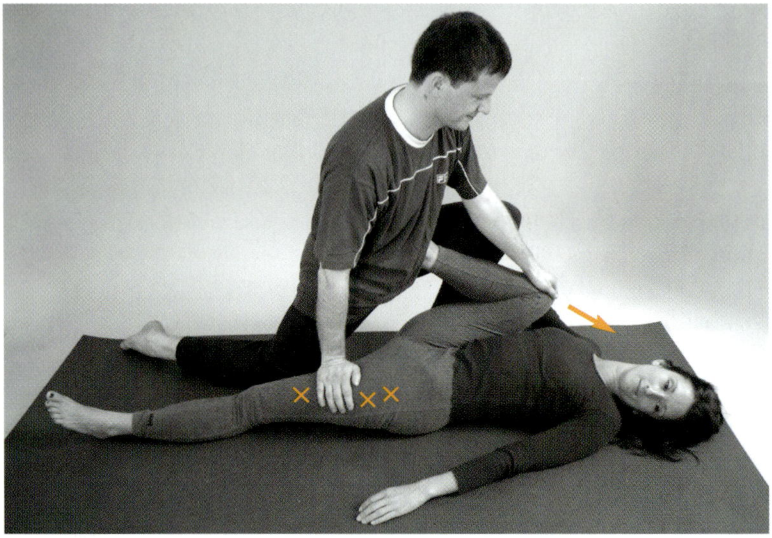

Beinstrecker

Intensive Dehnung für Waden- und Oberschenkelmuskulatur. Gute Hilfe bei Ischias-Beschwerden und Rückenschmerzen.

Knien Sie seitlich zu Ihrem Partner im Halbkniestand. Legen Sie dessen durchgestrecktes Bein auf Ihrem Oberschenkel ab. Fixieren Sie mit einer Hand den Oberschenkel und umfassen mit der anderen von oben die Fer-

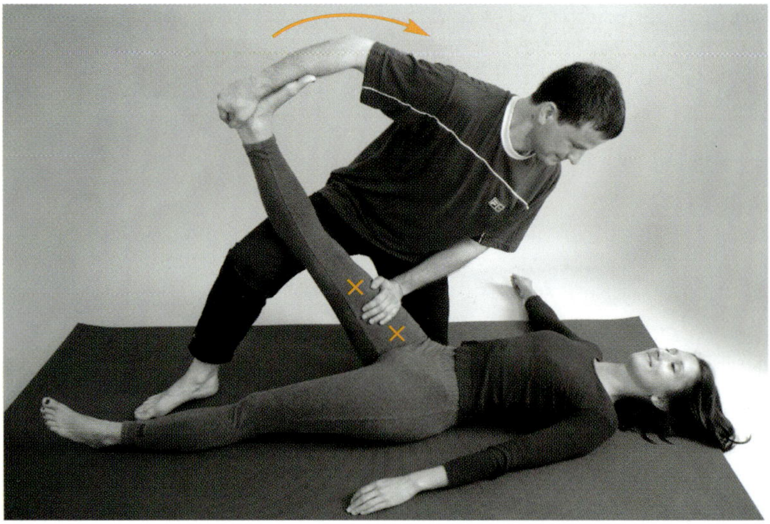

se. Beugen Sie sich jetzt seitlich in Richtung zu Ihrem Partner und drücken Sie mit dem Unterarm dabei den Fuß sanft nach unten. Auf dem Oberschenkel können Sie gleichzeitig Handflächendruck ausüben.

Oberschenkel-Zugdehnung

Umfassen Sie mit beiden Händen einen Fuß Ihres Partners an Ferse und Fußrücken. Oberschenkel und Unterschenkel bilden einen rechten Winkel. Das ausgestreckte Bein liegt locker über Ihrem Schienbein. Nun geben Sie mit Ihrem quer gestellten Fuß vom Knie abwärts Druck auf die Oberschenkelrückseite. Lehnen Sie sich mit jedem Druck leicht zurück und lösen Sie einen leichten Zug auf das Bein aus.

Halten Sie beim Handflächendruck ausreichend Abstand zum Knie. Gehen Sie sanft ans Werk: Die Übung ist für viele Menschen extrem schmerzhaft.

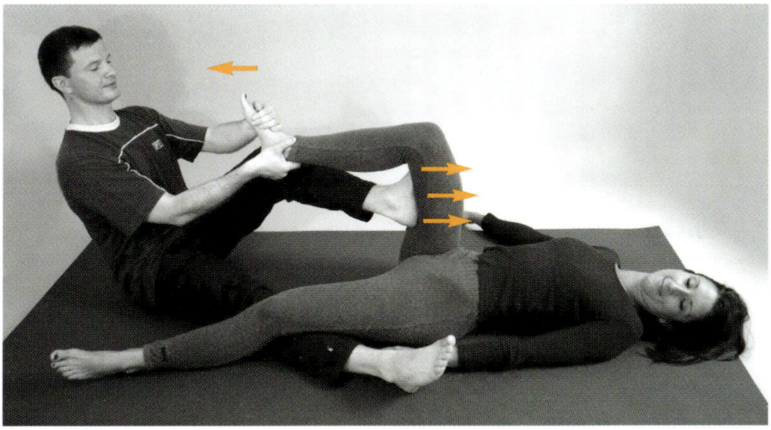

Gut bei Beschwerden im unteren Rückenbereich und der Hüfte.

Seitendehnung

Sie knien im Halbkniestand leicht seitlich zu Ihrem Partner. Stellen Sie ein Bein auf und drücken Sie es mit Schmetterlings-Handflächendruck auf dem Oberschenkel sanft gegen das ausgestreckte Bein.
Nun fixieren Sie das Bein mit einer Hand am Knie und schieben mit Ihrer freien Hand den Körper Ihres Partners über Gesäß und unteren Rückenbereich in eine seitliche Dehnung. Kommen Sie nach jedem Druck immer wieder in die Ausgangsposition zurück. Auf diese Weise können Sie sehr bewegliche Personen direkt in die Seitenlage bringen.

Die Übung erweitert den Atemraum und hilft bei Schmerzen im Hüft- und Lendenwirbelbereich.

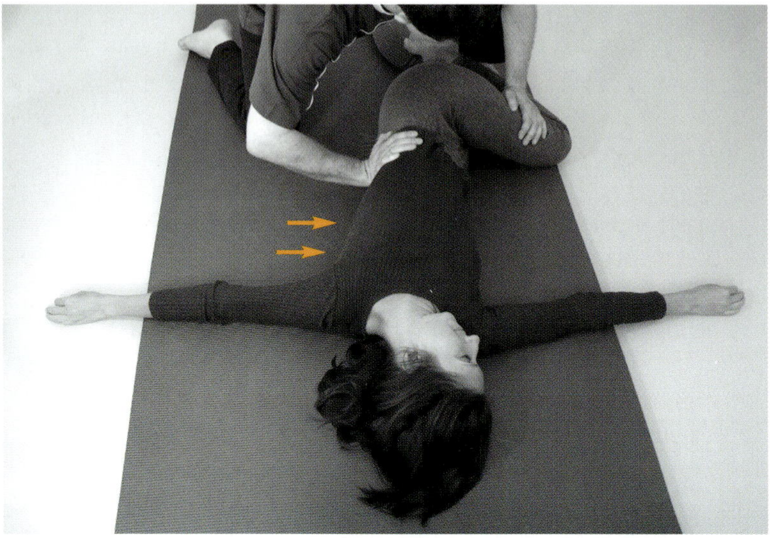

Sie entdecken gerade eine der wohltuendsten Übungen der Thai-Massage! Wo sich die Wirbelsäule dehnt, entspannen und lockern sich Wirbel und Ilio-Sakral-Gelenk – und der Rücken freut sich .

V-Dehnung

Fördert die Kniebeweglichkeit und hilft bei Ischias-Beschwerden.

Gehen Sie vorsichtig an diese Übung heran, denn sie ist sehr schmerzhaft und für viele Menschen nur mit Unterstützung der Knie auszuführen. Das Bein Ihres Partners wird diesmal nach außen hin angewinkelt. Stützen Sie es gegebenenfalls mit Ihrem eigenen Knie oder einem Kissen ab. Mit Schmetterlings-Handflächendruck können Sie nun den

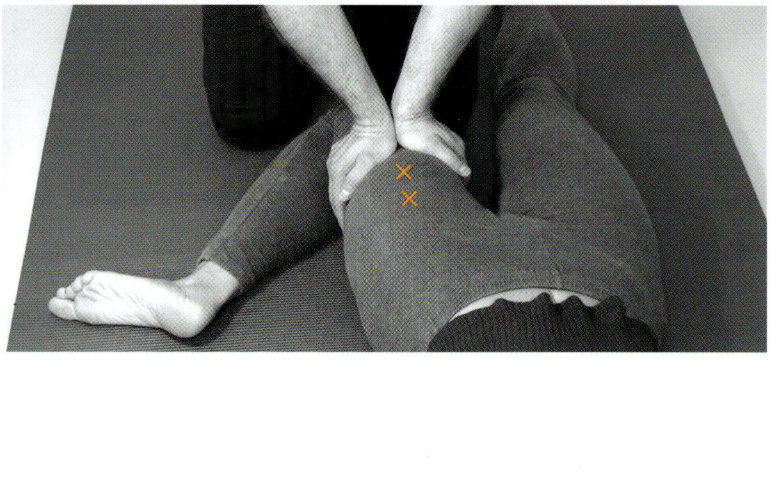

Oberschenkel sanft nach unten dehnen. Klopfen Sie die Muskulatur zur Entspannung kräftig aus.

Pflug

Bringen Sie die Beine Ihres Partners so weit wie möglich hinter seinen Kopf, sodass sie eventuell den Boden berühren. Wenn Sie selbst mit einem Bein vor Ihrem Partner und dem anderen einen Schritt weit seitlich von ihm stehen, können Sie seinen Körper besser in einer geraden Linie halten und ein Wegkippen zur Seite vermeiden.

Die nachfolgende Übung soll nicht während der Menstruation, bei Herzerkrankungen und Bluthochdruck ausgeübt werden. Lassen Sie sie auch im Falle eines Bandscheibenvorfalls aus!

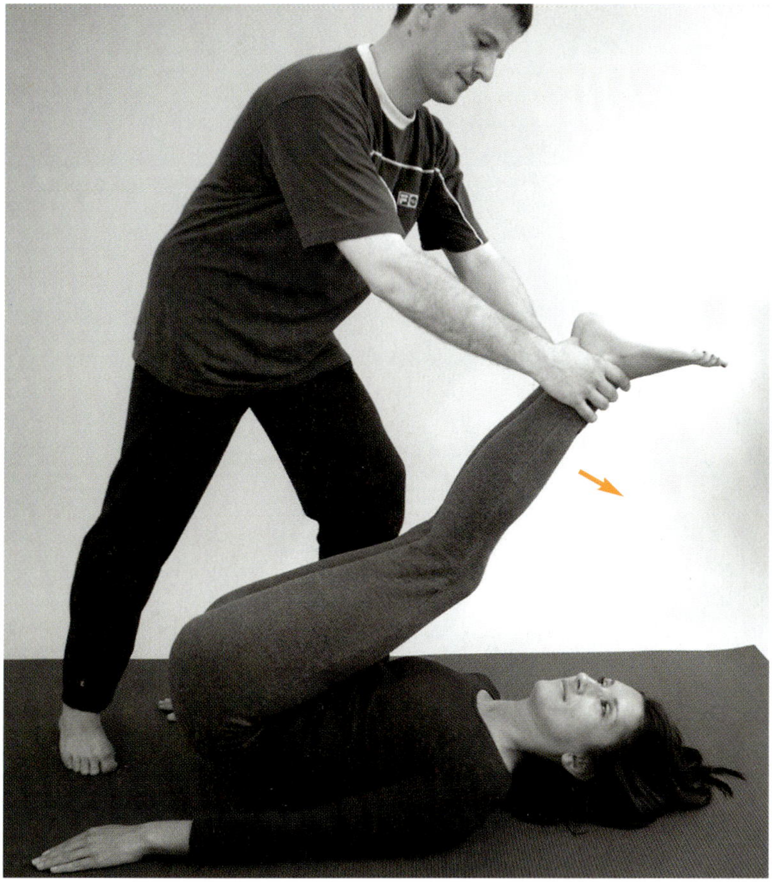

Bewegt Nacken und Wirbelsäule, belebt die Wirbelsäulennerven. Löst Spannungen im Schulter- und Rückenbereich und massiert indirekt die Bauchorgane.

Achten Sie bei der nachfolgenden Übung darauf, dass Ihr Partner nicht zur Seite wegdreht, sondern eine gerade Wirbelsäule behält. Verzichten Sie auf diese Übung bei unbeweglichen und älteren Personen.

Die Vier

Winkeln Sie ein Bein Ihres Partners oberhalb des Knies seines anderen Beines an und klemmen Sie es zwischen Ihren Beinen ein. Umfassen Sie nun den Fuß an der Ferse, sodass Ihr Unterarm auf der Fußsohle aufliegt. Mit der anderen Hand stützen Sie das Bein am Fuß gegen. Nun schieben Sie in einer Seitwärtsbeugung das Bein vorsichtig nach vorne. Drücken Sie gleichzeitig den Fuß mit Ihrem Unterarm wie einen Hebel leicht nach unten.

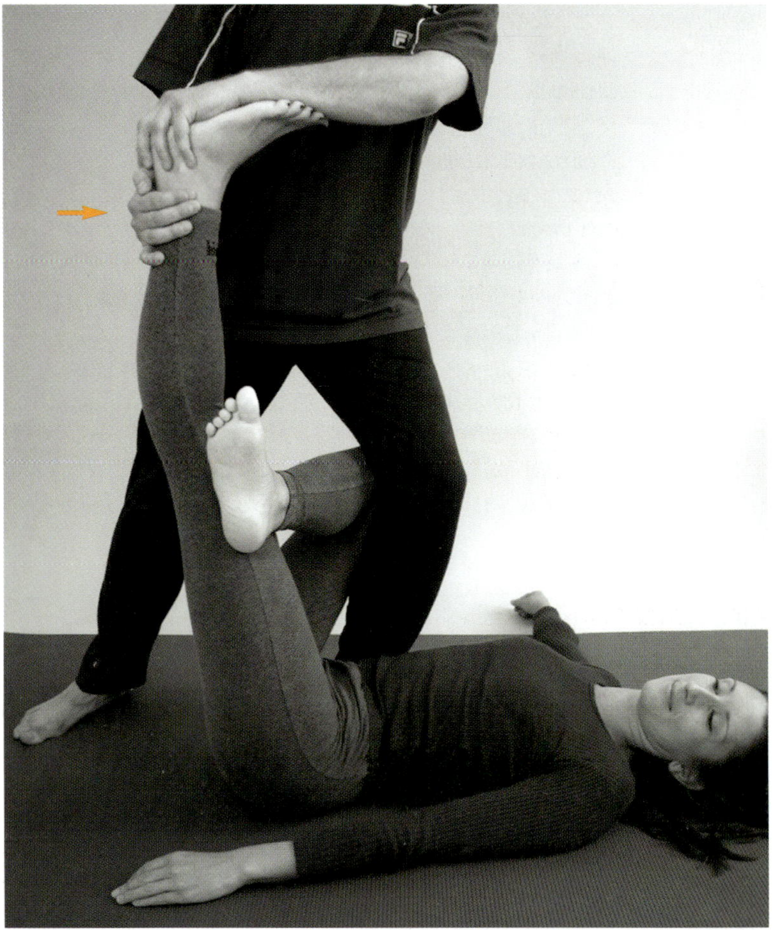

Hier ist die Beweglichkeit von Knie, Hüfte und unterem Rückenbereich gefragt! Hilft bei Ischias- und Lumbago-Beschwerden.

3. Bauchmassage

Bauchmassage ist wundervoll entspannend und angenehm, kann aber auch tiefer liegende emotionale Spannungen lösen.

Unser Bauch ist eine Körperlandschaft mit vielen verborgenen Geschichten. Kaum ein Bereich des menschlichen Körpers ist so empfindlich wie seine Mitte. Der Bauch scheint nicht nur mit dem Magen ein Sammelbehälter für Nahrung zu sein und mit seinem »Bauchspeck« Lagerzone für überschüssiges Körperfett, sondern auch ein Depot der besonderen Art: Hier sammeln sich alte Erinnerungen, verdrängte Erfahrungen, geheime Wünsche und Sehnsüchte sowie die Stimmen unserer Verdauungsorgane. Deutlich erfühlen wir während der Bauchmassage den Darm mit seinen Ausbuchtungen, Windungen und Verhärtungen oder in seiner weichen Beschaffenheit.

Verwenden Sie so viel Feingefühl und Gespür wie nur möglich für die nächsten Minuten. Und seien Sie sich bewusst, welch heilige Räume Sie betreten. Nicht immer wird Sie Ihr »Gastgeber« gleich freudig begrüßen – zu ungewohnt kann diese Berührung anfangs sein. Meist löst sich die erste Skepsis rasch auf und verwandelt sich in echte Entspannung. Sie werden vielleicht auch bemerken, dass sich die Atmung Ihres Partners jetzt stark verändert. Es ist, als ob er mit seinem Atemzug direkt an den jeweiligen Bauchpunkt gehen möchte. Sie sollten ihn sogar dazu ermutigen, seinem Brust- und Bauchraum durch tiefes Ein- und Ausatmen neue Ausdehnung zu verleihen.

Die Bauchmassage bringt wohltuende Erleichterung bei Verdauungsstörungen und langsamer Darmperistaltik. Denken Sie auch daran, dass viele Rückenschmerzen auf Verspannungen im Bauchbereich zurückzuführen sind und eine Bauchmassage in diesem Fall unbedingt Teil der Behandlung sein sollte.

Aufwärmen und Kontaktaufnahme

Regt die Darmmotorik an, löst Verspannungen im Bauch- und Rückenbereich.

Wie bei den Füßen beginnen Sie die Bauchmassage mit einer ersten Begrüßung. Reiben Sie Ihre Hände warm und legen Sie Ihre beiden Handflächen auf die Bauchmitte, sodass diese den Körper kaum berühren. Nehmen Sie die Wärme und die Beschaffenheit des Bauches wahr und schaffen Sie langsam Nähe. Lassen Sie nun in sanften Bewegungen Ihre Handflächen im Uhrzeigersinn um den Nabel kreisen. Sie können dabei durchaus leichten ziehenden Druck mit Ihren Fingerspitzen ausüben.

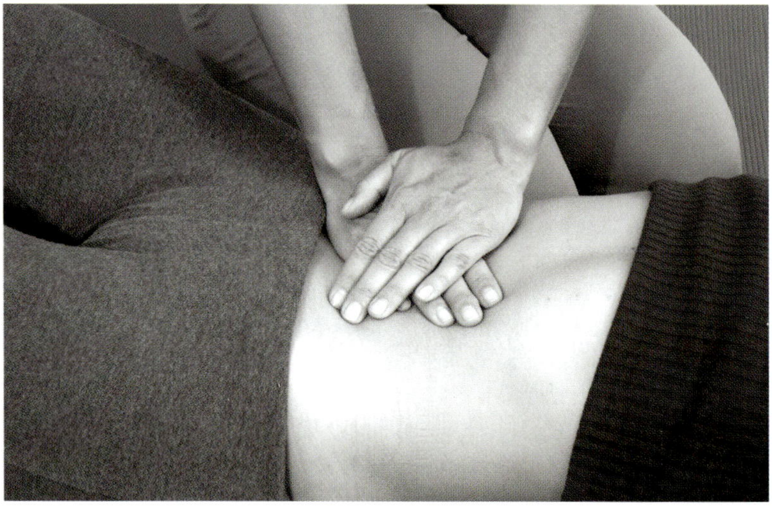

Sechs Bauchpunkte

Zu Ihrer Orientierung: Die Punkte liegen übereinander jeweils eine Daumenbreite voneinander entfernt sowie parallel links und rechts jeweils zwei Daumen breit neben dem Bauchnabel.

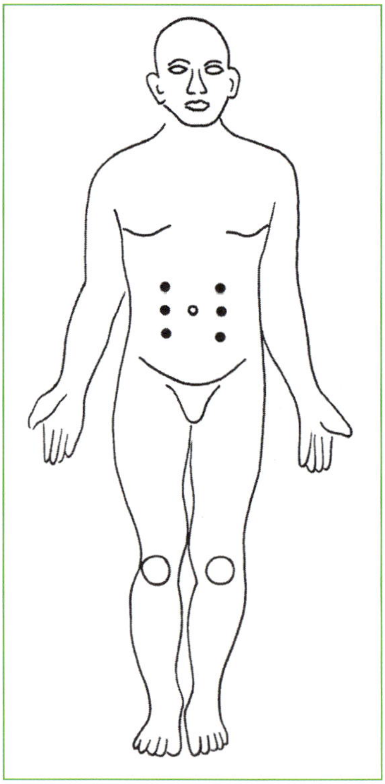

Akupressur der Bauchpunkte

Rund um den Nabel liegen sechs wichtige Akupressurpunkte der inneren Organe. Bearbeiten Sie mit gleichzeitigem und (Vorsicht!) tiefem Daumendruck jeweils zwei nebeneinander liegende Punkte. Ihre Daumenspitzen zeigen dabei aufeinander. Geben Sie mit dem Ausatmen Ihres Partners etwas Druck und lösen Sie ihn beim Einatmen. Wenn Sie den Druck für mehrere Sekunden halten, bitten Sie Ihren Partner, währenddessen ruhig weiterzuatmen. Entspannen Sie den Bauch im Anschluss durch kreisende Streichbewegungen.

Kreisbewegungen im Uhrzeigersinn fördern, gegen den Uhrzeigersinn hemmen die Darmperistaltik. Bei Durchfall also stets gegen den Uhrzeigersinn arbeiten, bei Verstopfung im Uhrzeigersinn.

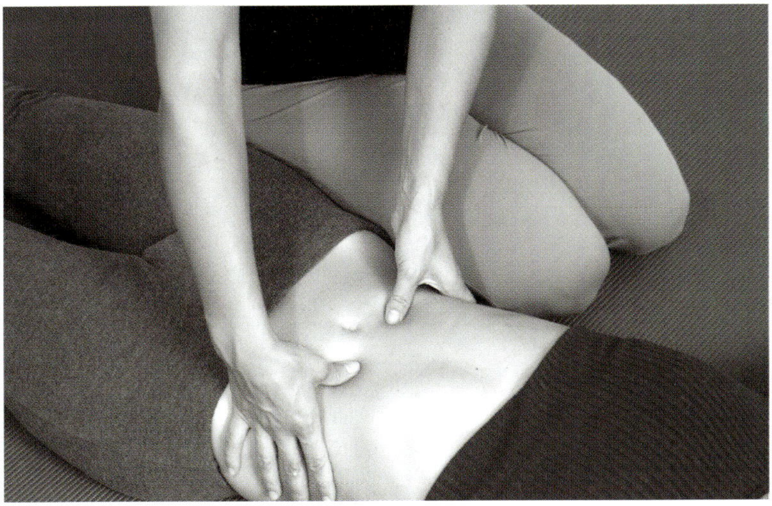

Bauchwalk

Wandern Sie mit abwechselndem Handflächendruck und einer Portion Feingefühl vorsichtig vom Beckenknochen über Bauch und Brustkorb zu den Schultern. Versuchen Sie, eine Schaukelbewegung zu erzeugen.

Massiert die inneren Bauchorgane und bringt die Wirbelsäule ins Lot.

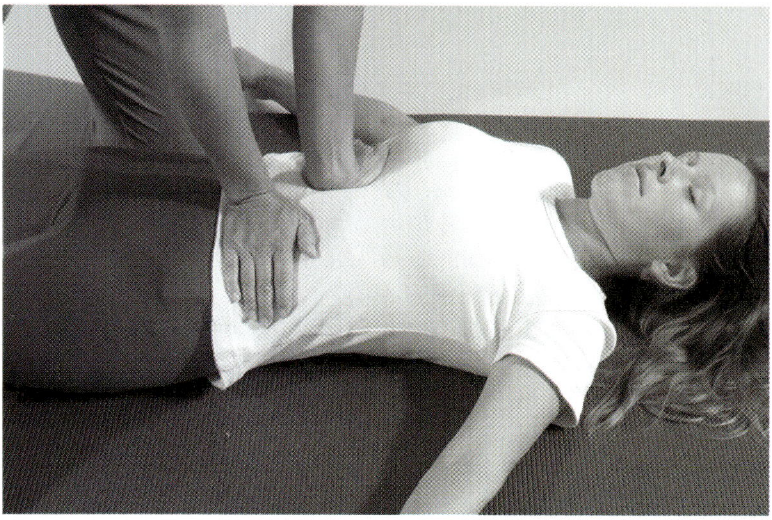

Oberkörper-Diagonalstretch

Sehr angenehme Übung, die den Bodenkontakt intensiviert und die Haltung korrigiert.

Es ist Zeit für eine Stretch-Dehnung! Legen Sie eine Hand in die Schultervertiefung, die andere auf den Beckenknochen. Dehnen Sie den Oberkörper nach unten und nach außen. Wiederholen Sie die Übung mit der anderen Seite.

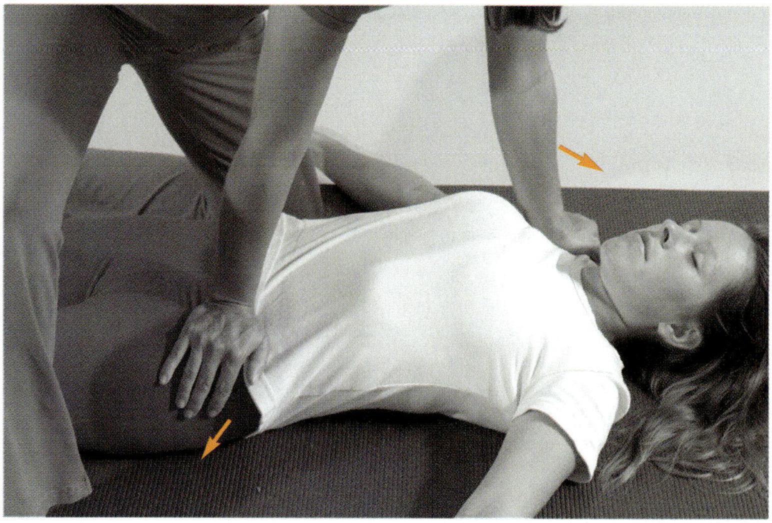

4. Arm- und Handmassage

Der Kontakt über die Hände führt uns zum Herzen und zu unserer Persönlichkeit.

Zu einer Ganzkörperbehandlung gehören auch Arme und Hände! Die Massage von Armen und Händen ist tief entspannend und angenehm. Ebenso wie auf der Fußsohle sind auch auf der Handfläche die Reflexzonen des gesamten Organismus lokalisiert. Durch sanftes Kneten, Streichen und wechselnden Daumengang auf Handrücken und Handfläche sowie Kreisen und Langziehen der Finger können Sie die Energie im Körper aktivieren. Über das Kneten und Dehnen der Arme nehmen wir Einfluss auf die zum Herzen führenden Energielinien und lockern zusätzlich Schulter- und Nackenbereich. Nach anstrengenderen Übungen ist die Arm- und Handmassage auch für den Masseur eine willkommene Verschnaufpause. Sie können die Hand auf ein weiches Kissen legen oder auf dem Boden belassen.

Innere Armdehnung

Legen Sie den Arm Ihres Partners mit der Handfläche nach oben seitlich vom Körper weg. Platzieren Sie eine Hand auf der Handfläche, die andere locker am Armansatz neben der Achselhöhle Ihres Partners. Während Sie ausatmen, lassen Sie Ihr Körpergewicht in Ihre gestreckten Arme fließen und dehnen aus Ihrer Mitte heraus gleichzeitig den Arm Ihres Partners nach unten und nach außen.

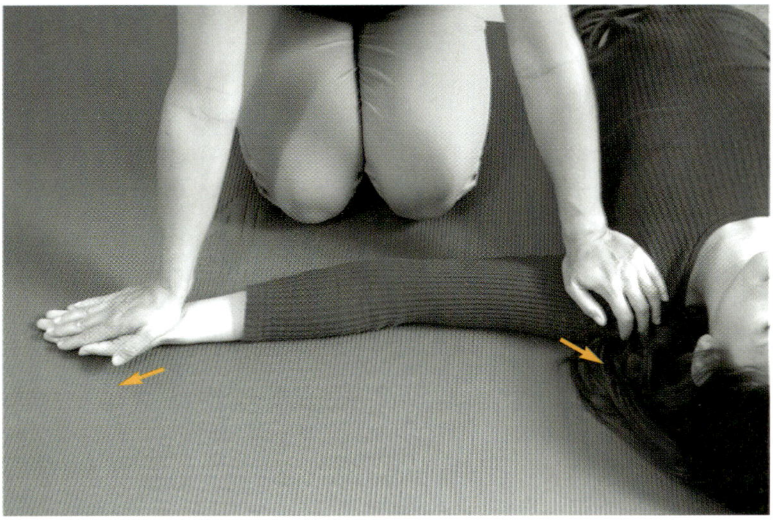

Lokalisierung der inneren Armlinie: Sie verläuft vom Handgelenk in der Mitte des Armes bis zum Ellbogen, von dort aus führt sie leicht nach unten versetzt bis zur Achselhöhle.

Wandern Sie nun mit Handflächendruck leicht knetend den Arm auf weichem Gewebe vom Handgelenk weg in Richtung Achselhöhle und wieder zurück.

Innere Armlinie

Wandern Sie mit Daumendruck die Armlinie vom Handgelenk bis zur Achselhöhle und wieder zurück. Entspannen Sie den Arm durch wandernden Handflächendruck und einer abschließenden Dehnung.

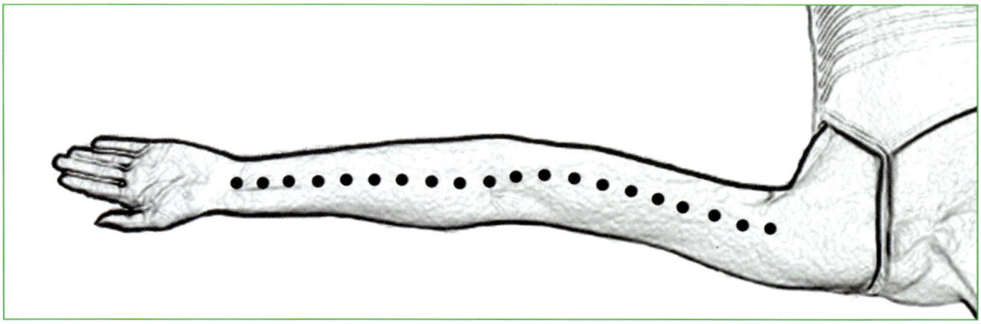

Lokalisierung der äußeren Armlinie: Sie verläuft vom Handgelenk über die Mitte des Armes bis zur Achselhöhle.

Äußere Armlinie

Legen Sie den Arm Ihres Partners seitlich an seinen Körper. Verfahren Sie wie bei der inneren Armlinie. Auf die Dehnung des Armes und das Auf- und Abwandern mit Handflächendruck folgt die Bearbeitung der äußeren Energielinie mit Daumendruck. Abschließend sollten Sie zur Entspan-

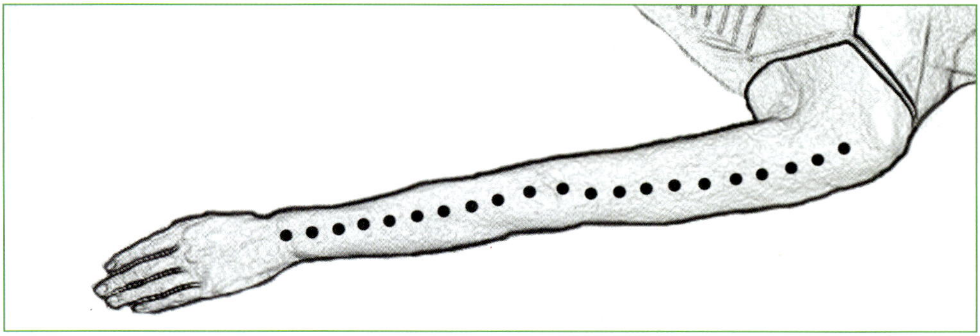

nung unbedingt wieder mit Handflächendruck auf- und abwandern sowie den Arm dehnen.

Seitliche Arm-Bein-Dehnung

Legen Sie den Arm Ihres Partners nach hinten neben seinen Kopf und fixieren Sie ihn mit Ihrer Hand am Ellbogen. Ihre andere Hand gibt Handflächendruck auf den Oberschenkel, während Sie den abgewinkelten Arm am Ellbogen nach unten dehnen.

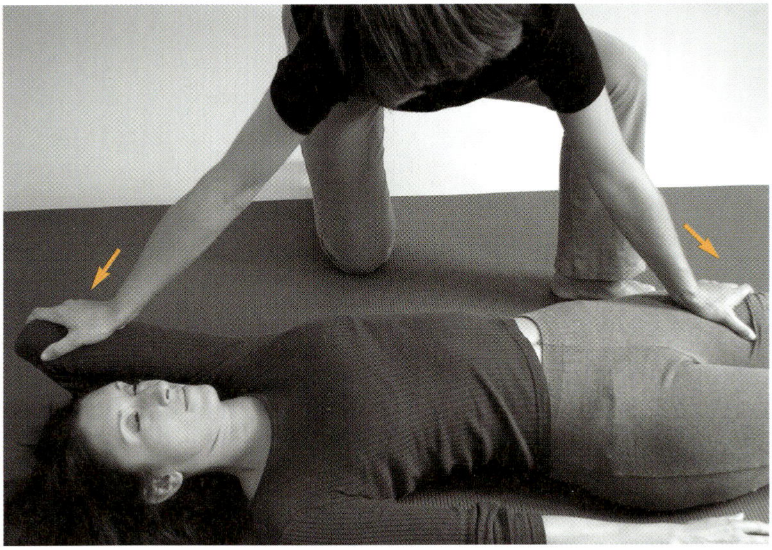

Öffnet den Brustraum, befreit die Atmung und löst Spannungen im Achselbereich.

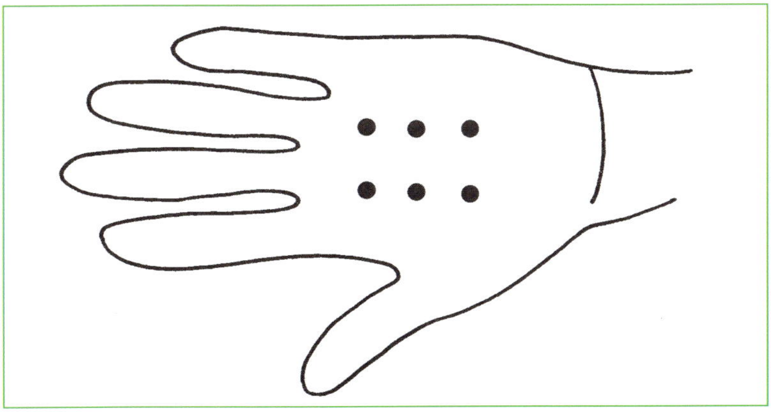

Sechs Handflächenpunkte: Auf der Handinnenfläche befinden sich sechs wichtige Handakupressurpunkte. Durch deren Bearbeitung erreichen Sie über Fernwirkung die wichtigsten inneren Organe des Körpers.

Akupressur der Handinnenfläche

Verhaken Sie Ihre Finger so mit der Hand Ihres Partners, dass nur Ihr Mittelfinger frei bleibt und Sie mit den übrigen Fingern die Hand leicht nach unten dehnen können.
Geben Sie aus dieser Position heraus gleichzeitigen Daumendruck auf jeweils zwei nebeneinander liegende Akupressurpunkte (siehe oben). Lösen Sie dann langsam Ihre Finger und streichen Sie die Handinnenfläche von der Handwurzel zu den Fingern hin mit sanftem Daumendruck aus.

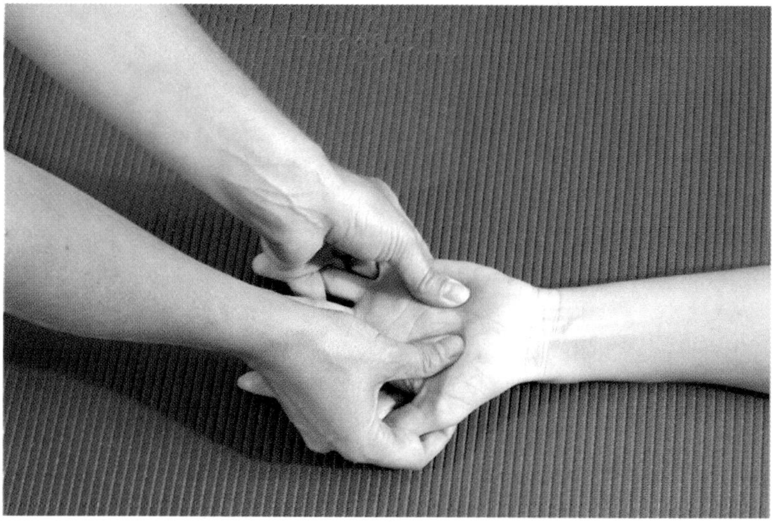

Handkreise

Während Sie mit einer Hand den Unterarm Ihres Partners stützen, verschränkt sich Ihre andere Hand mit seiner Hand. Beschreiben Sie aus dem Handgelenk heraus mehrere große deutliche Kreise im und gegen den Uhrzeigersinn. Lösen Sie jetzt Ihre Hand langsam aus der Verschränkung, indem Sie Ihre Finger nicht auf einmal, sondern nach und nach lösen. Streichen Sie die Finger von der Handwurzel zu den Fingerspitzen hin aus.

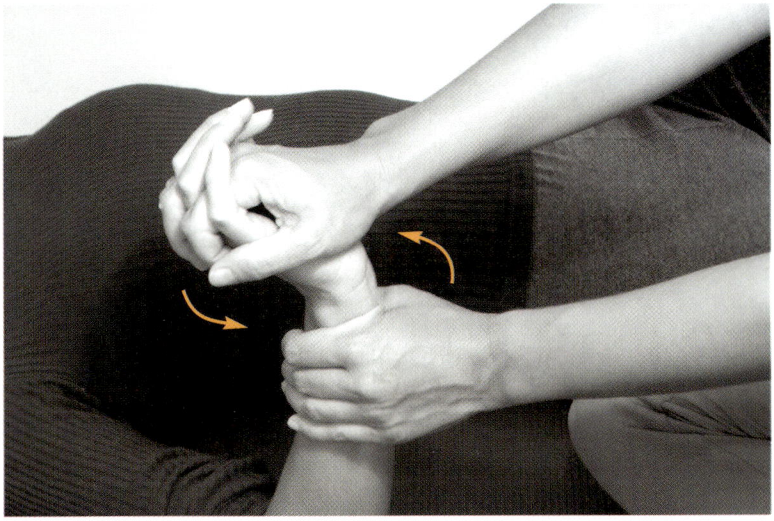

Handdehnung

Dehnen Sie die Hand Ihres Partners vorsichtig und bis zum Anschlag nach unten. Greifen Sie anschließend unter die Handfläche und dehnen Sie die Hand in die entgegengesetzte Richtung nach hinten.

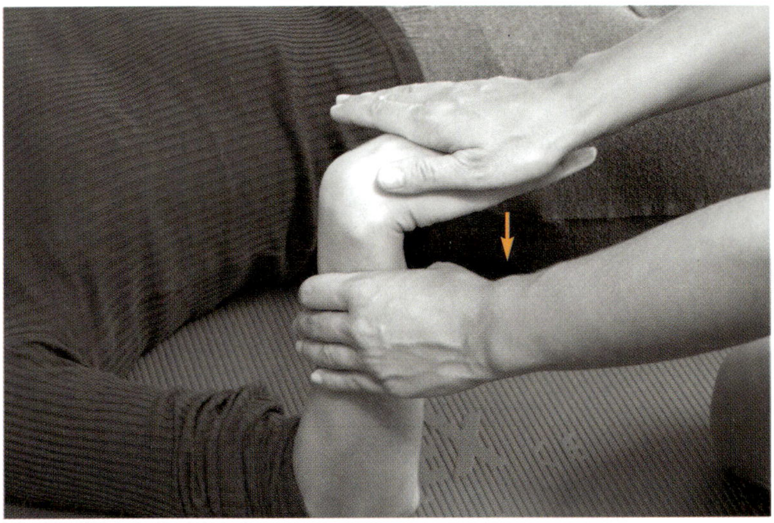

5. Kopfmassage

Die Massage von Kopf und Gesicht ist eine Streicheleinheit für unsere Seele.

Als krönender Abschluss der Massage in der Rückenlage dient die Kopfmassage. Spätestens jetzt sollten Sie Ihren Partner wirklich in den siebten Himmel versetzen. Sie können die Kopfmassage ganz nach Ihrem persönlichen Gusto in etwas härterem Druck oder aber in sanften gefühlvollen Streichbewegungen gestalten. Besonders angenehm ist gerade der Wechsel aus zartem Fingerkreisen und tiefem Daumendruck. Die Kopfmassage vermag Kopfschmerzen zu lindern und den aufgewühlten Geist nach einem anstrengenden Arbeitstag zu beruhigen. Augen und Ohren erfahren Entspannung, unsere Sinneswahrnehmung wird gestärkt. Zahlreiche Akupressurpunkte verschaffen Erleichterung bei Erkältungen, Schnupfen, verstopften Atemwegen und Erkrankungen der Stirn- und Nasennebenhöhlen.

Schulterschub

Setzen Sie sich an das Kopfende Ihres Partners und legen Sie Ihre Hände auf seine Schulteroberkante. Schieben Sie beim Ausatmen in stetem Druck die Schultern in Rumpfrichtung. Probieren Sie die Übung auch in einer leicht federnden Bewegung.

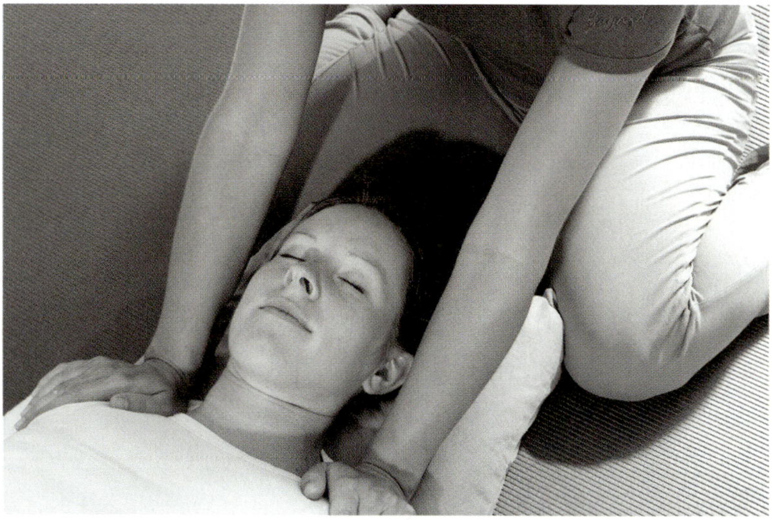

Seitliche Nackendehnung

Legen Sie eine Hand seitlich auf den Schädelknochen. Während Sie mit der anderen Hand die Schulter wie in der vorherigen Übung in Rumpfrichtung drücken, dehnen Sie in einer seitlichen Drehbewegung den Nacken. Massieren Sie mit den Fingerspitzen die Nacken- und Halsmuskulatur von der Schulter weg bis zum Schädelansatz.

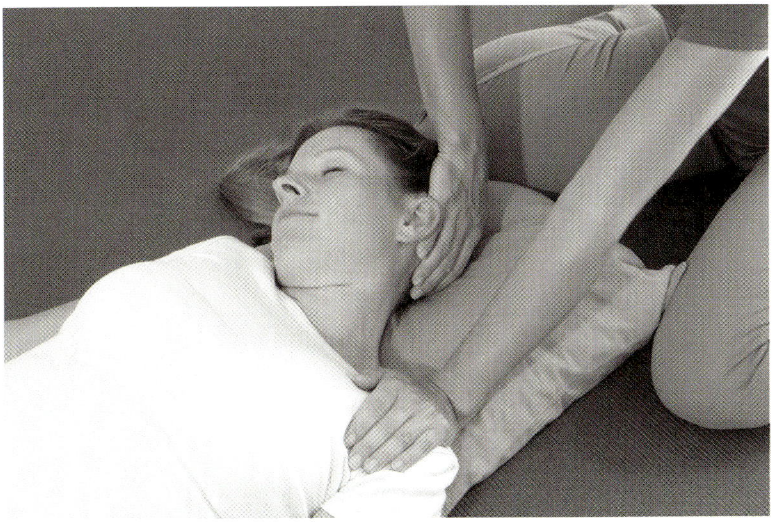

Stirnstreichen

Geben Sie Daumendruck auf die Energiepunkte auf der Stirnmitte. Streichen oder kreisen Sie anschließend mit den Daumen die Gesichtslinien auf der Stirn entlang. Beenden Sie jede Linie in ihrem Endpunkt mit kleinen Kreisbewegungen.

Massieren Sie bei der nachfolgenden Gesichtsmassage stets von der Mitte nach außen.

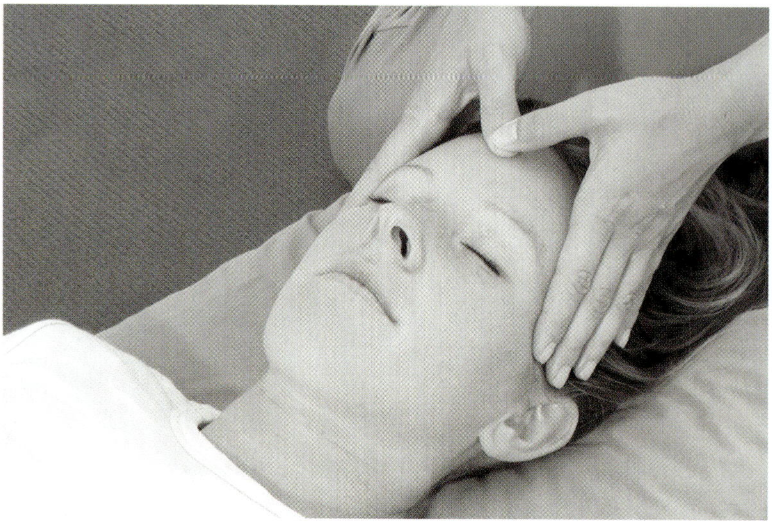

Gesichtslinien

Die Abbildung zeigt Ihnen den Verlauf der Gesichtslinien von einer gedachten Mittellinie des Gesichts weg nach außen in Richtung Schläfen beziehungsweise weiter unten in Richtung Kiefergelenk.

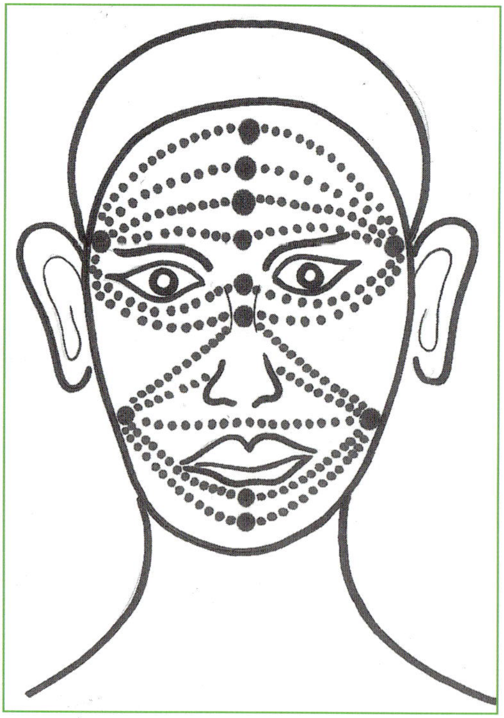

Nasenstreichen

Seitlich der Nase befinden sich wichtige Akupressurpunkte der Nasennebenhöhlen, die besonders bei verstopfter Nase und Erkältung bearbeitet werden sollten.

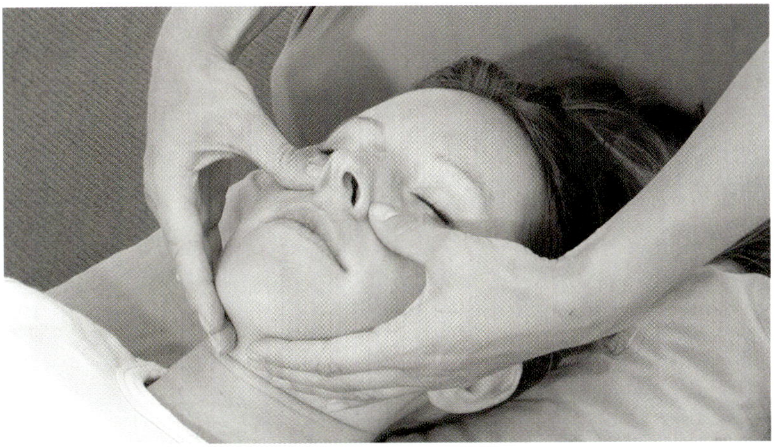

Augenbrauenzupfen

Zupfen Sie mit Daumen und Zeigefinger von der Mitte weg die Augenbrauen: Ziehen Sie die Hautfalte zwischen Ihren Fingern dabei leicht nach oben.

Belebt und energetisiert.

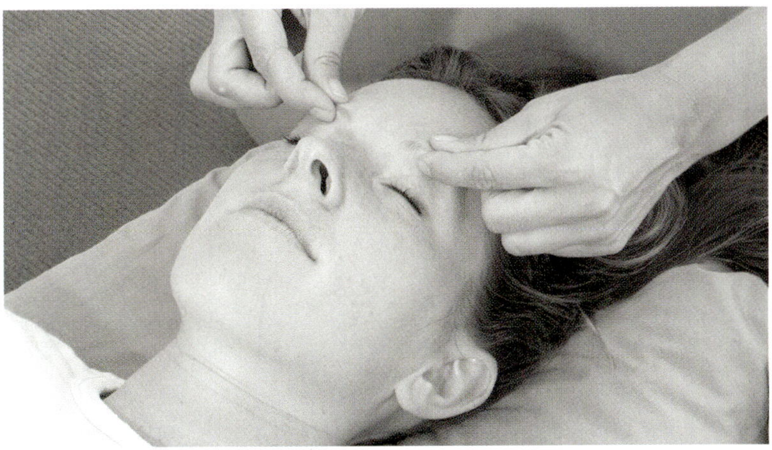

Kinn-Wangenzupfen

Nehmen Sie die Haut am Kinn zwischen Daumen und Zeigefinger und wandern Sie sanft zupfend bis zu den Ohrläppchen. Massieren Sie die Ohrläppchen sanft und ziehen Sie sie leicht in die Länge.

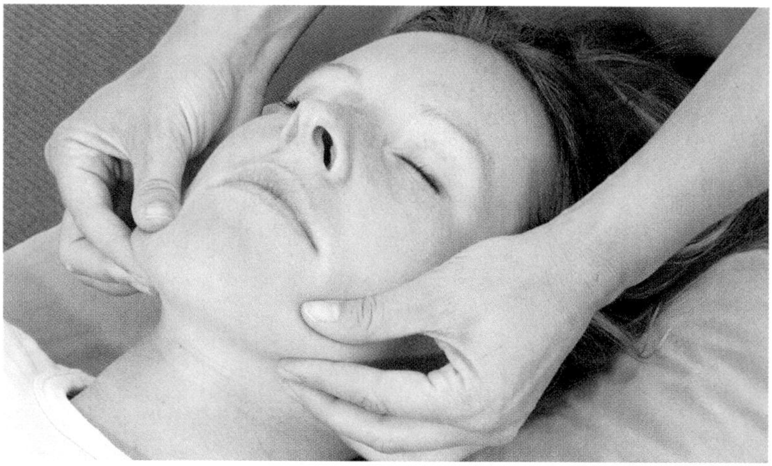

Ohrenschließen

Gönnen Sie Ihrem Partner kurz absolute äußere Ruhe. Schließen Sie seine Ohren vorsichtig mit den Handflächen. Achtung: Keinen großen Druck ausüben! Die Ohren ganz langsam – nicht ruckartig – wieder öffnen.

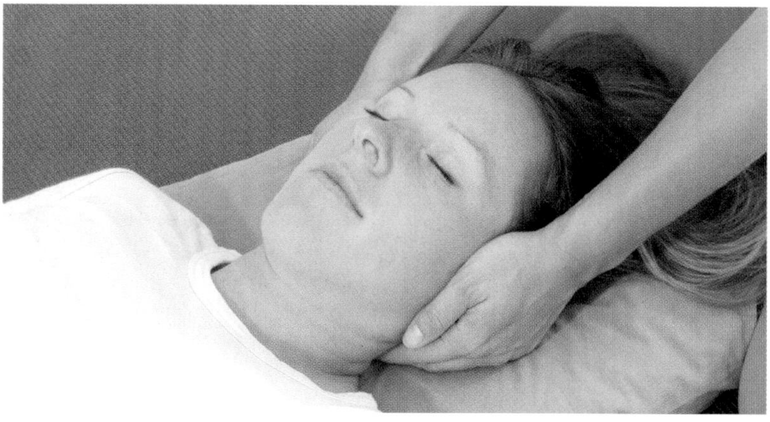

Augenschließen

Auch die Augen wünschen sich ab und zu, nichts sehen zu müssen. Reiben Sie Ihre Handflächen warm und legen Sie diese dann auf die geschlossenen Augen Ihres Partners. So kann für Momente wohltuende Wärme und Entspannung entstehen und überanstrengte Augen beruhigen.

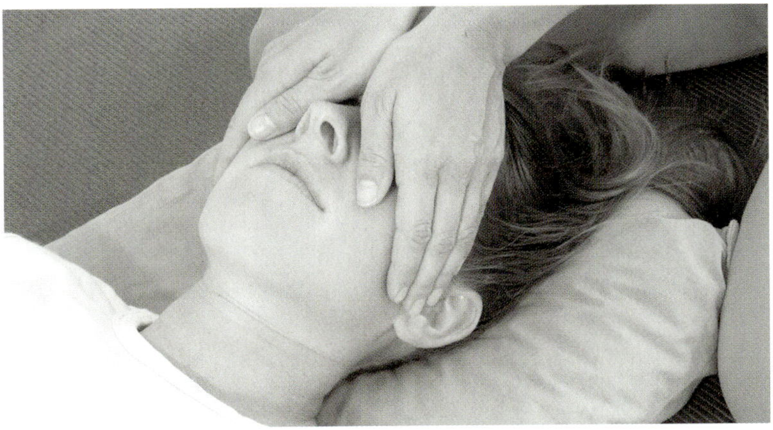

Haareziehen

Allen, die ihren Haarwuchs und die Durchblutung der Kopfhaut aktivieren möchten, sei das Haareziehen empfohlen. Kämmen Sie die Haare vom Scheitelansatz mit Ihren Fingerspitzen durch und ziehen Sie sie dann zwischen den Fingern lang.

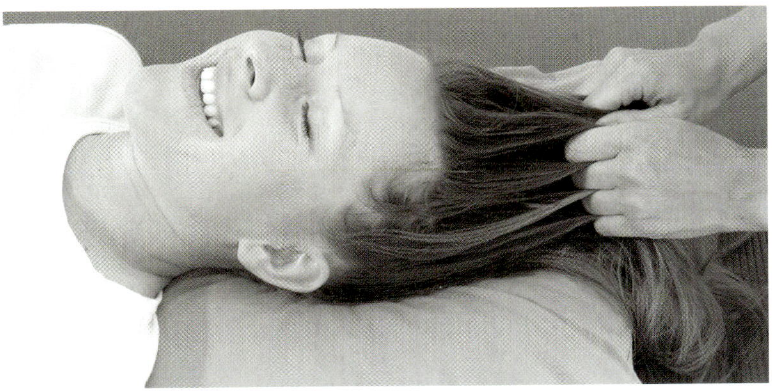

6. Übungen in Bauchlage

In Bauchlage dreht Ihnen Ihr Massage-Partner den Rücken zu, sodass Sie wichtige Zonen, in denen Stress und Anspannung gespeichert sind, behandeln können.

Ihr Partner ist jetzt so entspannt, dass er vermutlich am liebsten einschlafen würde. Bitten Sie ihn dennoch, sich langsam auf den Bauch zu rollen. Betonung liegt ausdrücklich auf langsam, da viele Behandelte meinen, plötzlich wieder Rekorde in Sachen Schnelligkeit aufstellen zu müssen. Bitten Sie ihn, einmal die Beine an die Brust zu ziehen, sie dann zur Seite fallen zu lassen und vorsichtig herumzurollen. Auch jetzt geht es erst einmal darum, bequem zu liegen. Die nachfolgenden Übungen bilden einen wichtigen Gegenpart zu den Übungen in der Rückenlage und gehen gezielter auf den oberen und mittleren Rückenbereich ein.

Fußkontakt

Begrüßen Sie Ihren Partner erneut, indem Sie mit Ihren Zehen und Ihrem Fußballen vorsichtig auf seinen Fußsohlen gehen. Verlagern Sie hierzu Ihr Gewicht rhythmisch von einem Fuß auf den anderen. Vorsicht: Lassen Sie die Großzehenballen unbedingt aus. Sie vermeiden so unnötige Schmerzen! Probieren Sie dieselbe Übung auch in umgekehrter Richtung aus, indem Sie sich mit dem Rücken zu Ihrem Partner drehen! Sie werden feststellen, dass diese Begrüßung einen guten Gleichgewichtssinn erfordert. Sie funktioniert auch nur, wenn die Füße des Behandelten beweglich genug sind und problemlos seitlich nach innen gebeugt werden können.

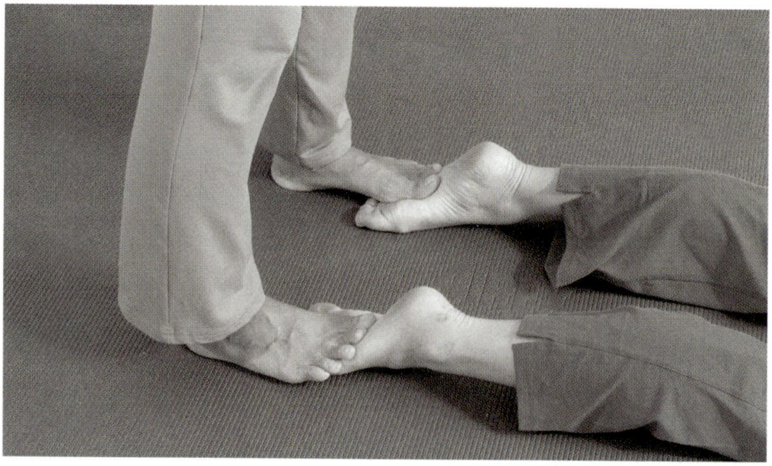

Beinrückseitenwalk

Wandern Sie mit abwechselndem Handflächendruck Beine und Gesäß auf und ab. Vergessen Sie nicht, mit ausgestreckten Armen zu arbeiten und Ihr Körpergewicht einzusetzen. Lassen Sie dabei aber die Kniekehlen aus!

Belebt die Energie in den Beinen.

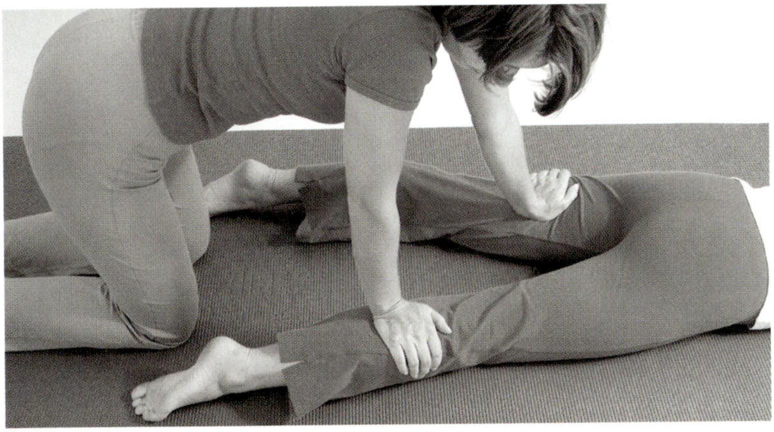

Bein-Gesäß-Wippe

Winkeln Sie die Beine an und umfassen Sie den vorderen Fußrücken. In einer wippenden Bewegung drücken Sie unter Einsatz Ihres Körpergewichts die Beine auf das Gesäß. Sie können dabei Handflächendruck auf Knöchel, Mittelfüße und Zehen geben.

Fördert die Flexibilität von Knie- und Fußgelenk und dehnt verkürzte Oberschenkelmuskulatur.

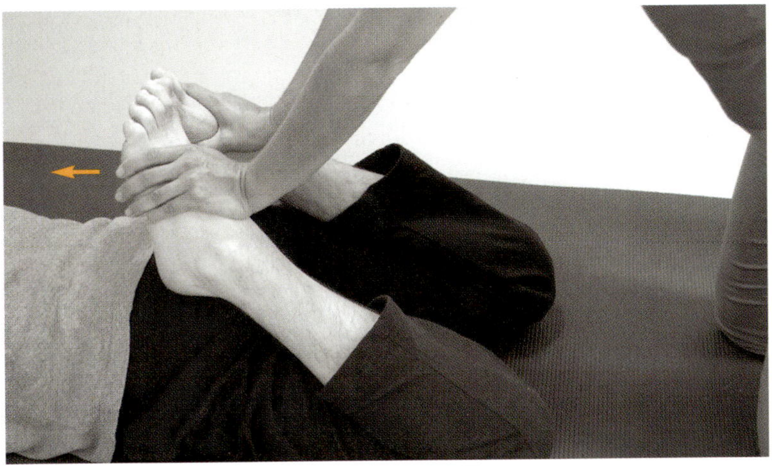

Unterarmrollen

Winkeln Sie das Bein Ihres Partners an und stützen Sie dessen Fuß auf Ihrem aufgestellten Bein ab. Rollen Sie mit Ihrem Unterarm über die Fußsohle Ihres Partners.

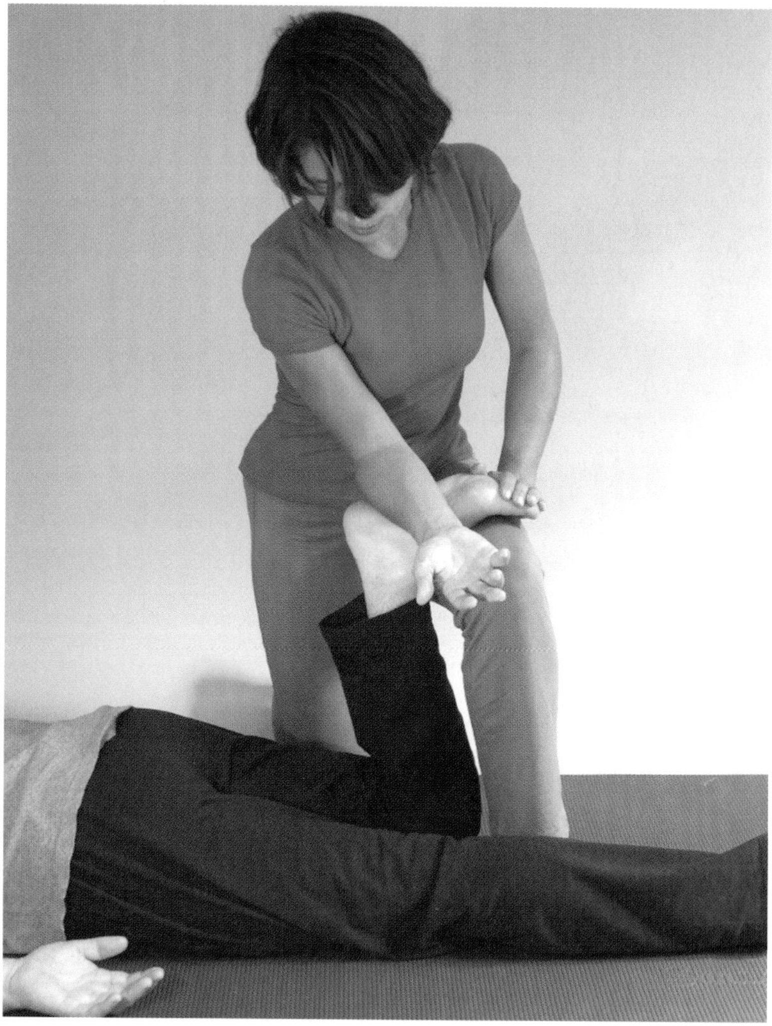

Ellbogendruck

Geben Sie Ellbogendruck auf die Fußmitte und bearbeiten Sie auf diese Weise alle wichtigen Akupressurpunkte des Fußes.

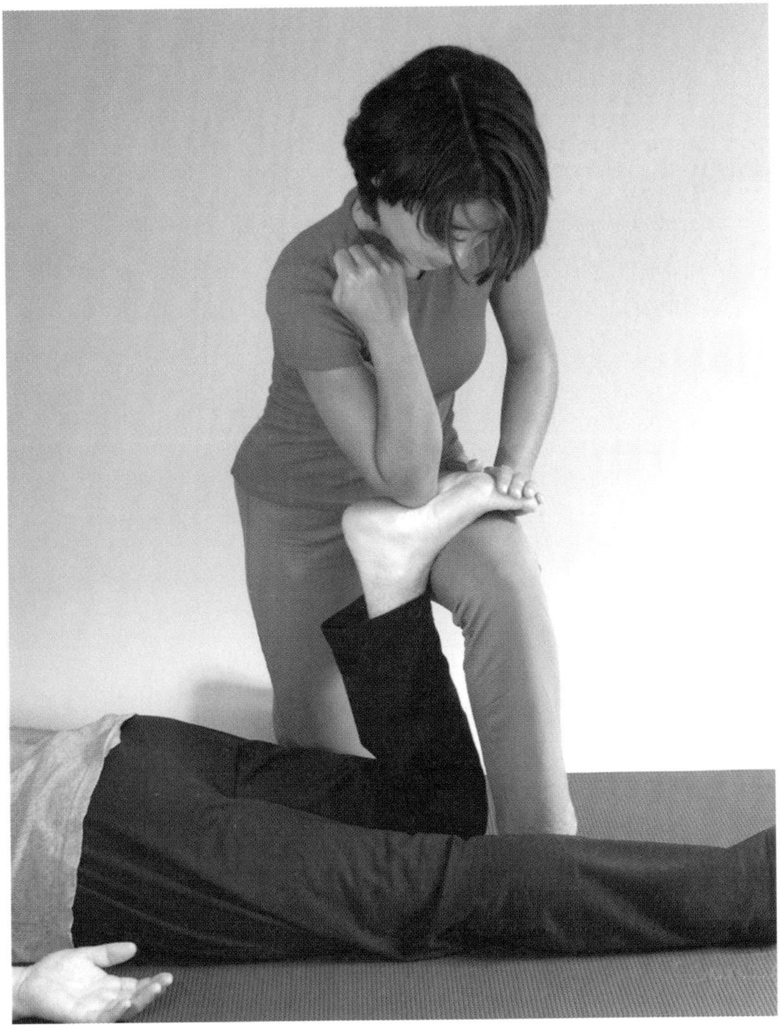

Arm-Bein-Schere

Stellen Sie sich seitlich zu Ihrem Partner. Greifen Sie seinen Arm am Handgelenk und seinen Fuß oberhalb des Fußgelenks. Platzieren Sie dann Ihren Fuß mit der Fußwölbung über der Wirbelsäule Ihres Partners. Geben Sie leichten Druck auf den Rücken und ziehen Sie gleichzeitig den Fuß zu Ihnen und nach oben. Der Arm wird lediglich fixiert und erfährt keine Dehnung. Bringen Sie dann den Fuß in die Ausgangsstellung zurück. Wiederholen Sie die Übung und wandern Sie dabei mit Ihrem Fuß den Rücken entlang weiter nach oben.

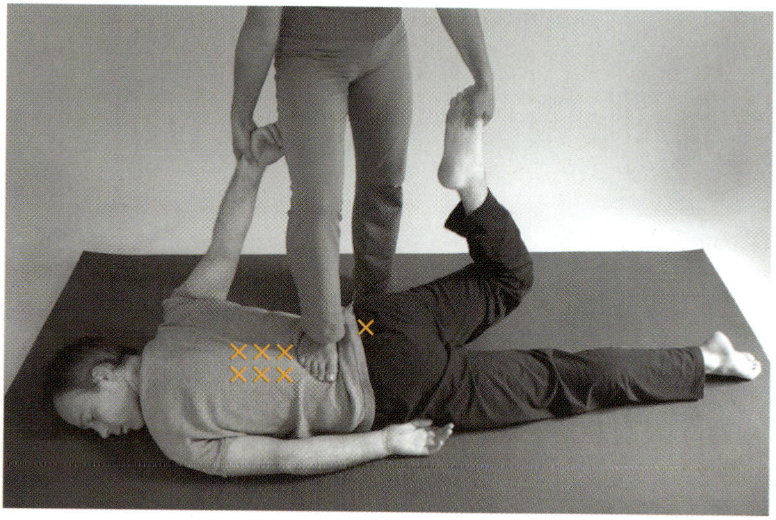

Kleiner Schwan

Setzen Sie sich auf die Fußsohlen der abgewinkelten Beine Ihres Partners und positionieren Sie Ihre Hände auf seinen Schultern. Ihr Partner legt seine Hände locker auf Ihre Knie oder flach neben seinen Körper. Wandern Sie nun mit Handflächendruck seinen Rücken auf und ab. Anschließend ziehen Sie seinen Oberkörper nach oben und halten die Position für einige Sekunden, bevor Sie den Oberkörper wieder vorsichtig zu Boden bringen. Aktiviert die Rückenenergie, steigert die Beweglichkeit von Wirbelsäule und Schultergelenk, lindert Beschwerden der Wirbelsäule und der Rückenmuskulatur.

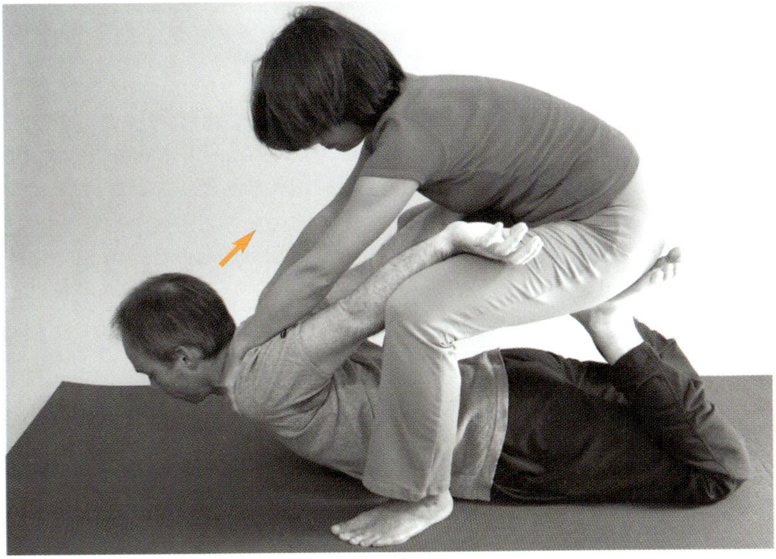

Großer Schwan

Diese Übung entspricht der vorherigen mit dem Unterschied, dass Sie diesmal Ihren Partner an seinen Unterarmen greifen und nach oben ziehen.

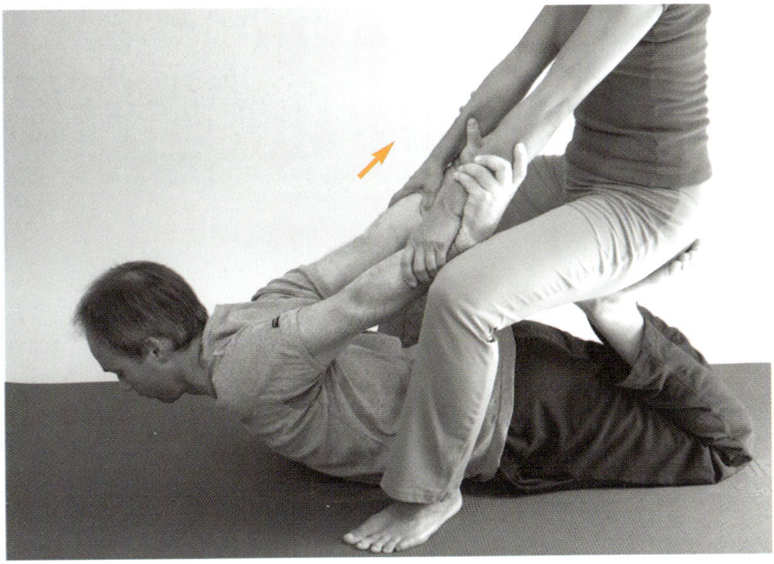

Schubkarre

Diese Übung wirkt bei Beschwerden des unteren Rückens, des Beckens, der Hüfte und des Ischias. Sie steigert darüber hinaus die Beweglichkeit der Hüfte und des Ilio-Sakral-Gelenks.

Greifen Sie beide Beine am Fußgelenk – wichtig ist hierbei, dass Sie sicher auf Ihrem Standbein stehen. Das andere Bein setzen Sie mit leichtem Druck auf das Kreuzbein Ihres Partners. Ziehen Sie beide Beine nach oben und halten Sie die Position einige Sekunden. Lassen Sie dann Ihren Partner wieder sanft zu Boden gleiten. Vorsicht: Ihr Bein auf dem Kreuzbein fixiert nur, Sie dürfen keinen starken Druck ausüben!

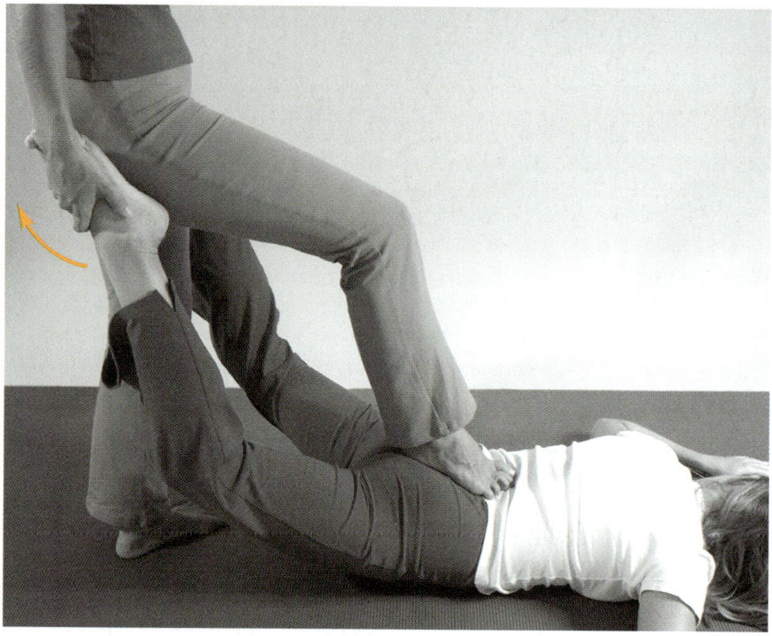

Beinentspannung

Setzen Sie sich mit angewinkelten Beinen so dicht wie möglich an Ihren Partner. Nehmen Sie ein Bein auf Ihren Schoß, sodass sein Knie entspannt zwischen Ihren Oberschenkeln liegt. Rollen Sie mit beiden Unterarmen über den Unterschenkel in Richtung Fußknöchel sowie über den Oberschenkel über das Gesäß bis zum unteren Rückenbereich.
Diese Rollbewegung entspannt die Muskulatur der Beine und des unteren Rückens.

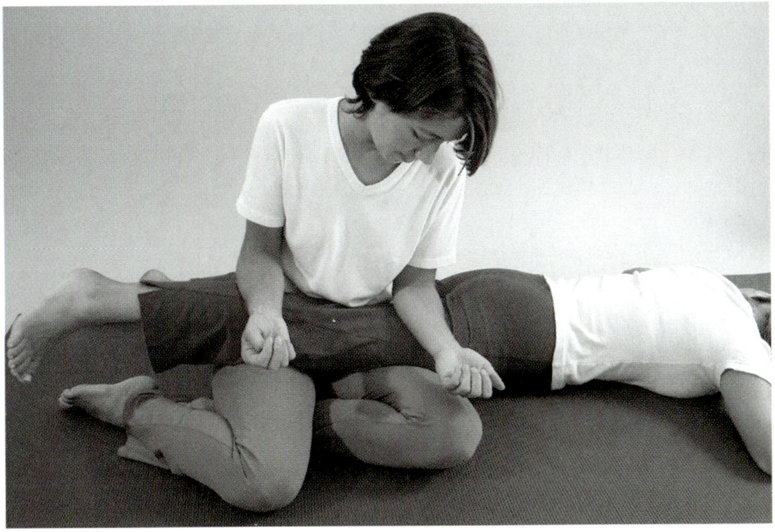

Rückenwalk

Knien Sie sich seitlich neben Ihren Partner oder stellen Sie sich rittlings über ihn. Wandern Sie mit abwechselndem Handflächendruck den Rücken und die seitwärts ausgestreckten Arme auf und ab.

Entspannt, fördert eine tiefe Atmung und intensiviert den Bodenkontakt.

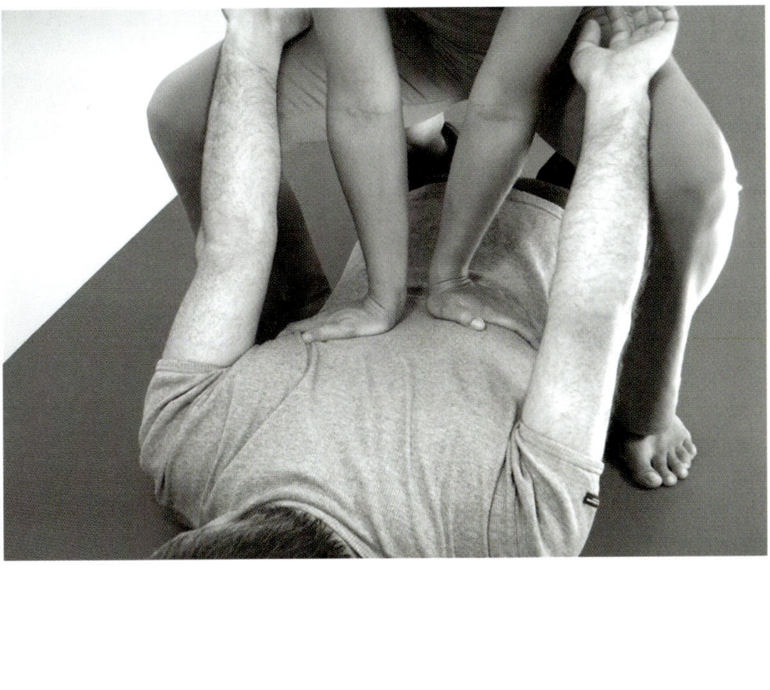

Akupressur der Rückenlinien

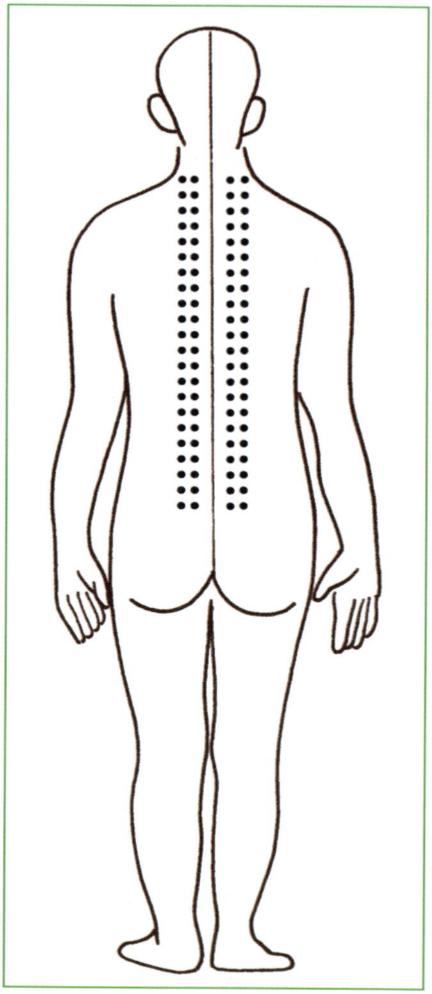

Neben der Wirbelsäule befinden sich wichtige Energielinien des Rückens. Wandern Sie die erste Energielinie direkt neben der Wirbelsäule mit abwechselndem Daumendruck aufwärts und die zweite Energielinie einen Daumen breit seitwärts der ersten zurück.
Die Energielinien des Rückens sind eine der wichtigsten Elemente der Thai-Massage. Sie erreichen damit automatisch alle inneren Organe.

Wirbelsäulenenergie

Durch die Wirbelsäule führt ein Hauptenergiekanal. Da direkter Druck auf die einzelnen Wirbelkörper strengstens untersagt ist, empfiehlt sich diese Übung besonders zur Aktivierung der Wirbelsäulenenergie.
Legen Sie Ihre Hände über Kreuz auf das Kreuzbein; durch diesen Hohlraum werden die Wirbel nicht berührt. Wandern Sie nun die Wirbelsäule nach oben, indem Sie gleichzeitig spiralförmigen Handflächendruck ausüben.

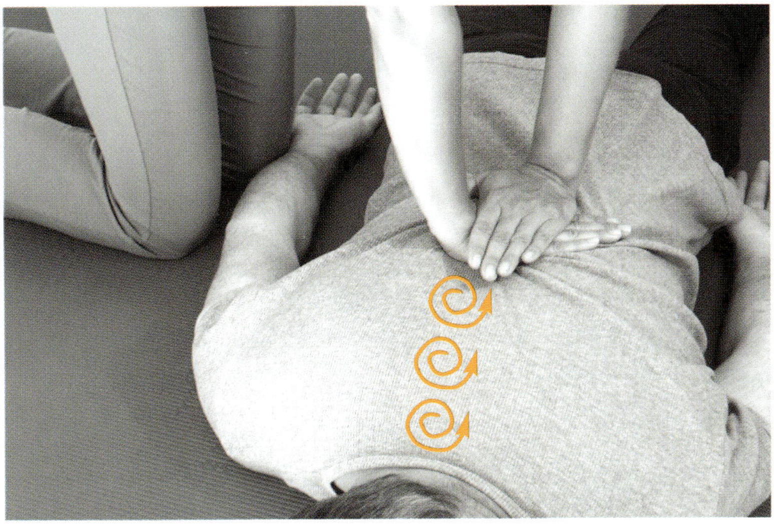

Rücken-Diagonalstretch

Stretchen Sie den Rücken über eine Diagonaldehnung. Eine Hand fixiert das Schulterblatt, die andere das Gesäß. Setzen Sie Ihr Körpergewicht ein und dehnen Sie den Oberkörper mit gestreckten Armen aus Ihrer Mitte heraus nach unten und außen.

Entspannt den Rücken von der Schulter bis zum Becken!

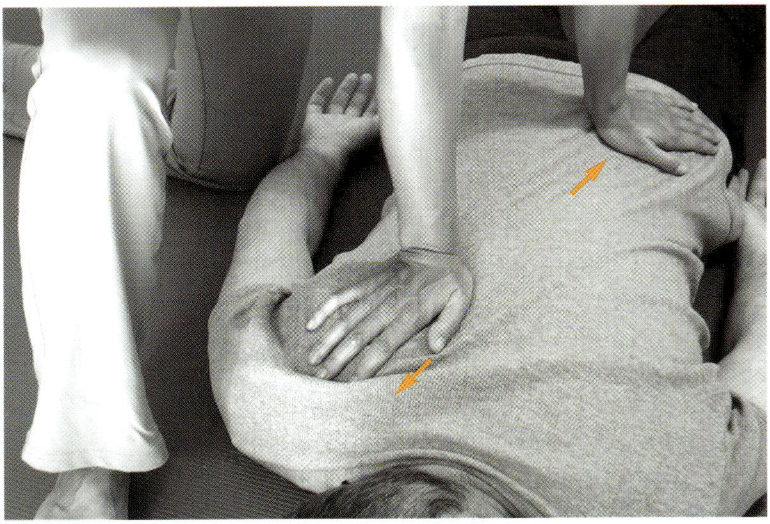

7. Übungen zum Abschluss

Kopf-Knie-Gruß

Unterlassen Sie die nachfolgende Übung bei einem Bandscheiben-vorfall!

Wir kommen nun langsam dem Ende näher. Ziel ist es nun, Ihrem Partner in die Sitzposition zu verhelfen. Bitten Sie ihn, sich langsam wieder in die Rückenlage zu bewegen. Sie können jetzt noch einmal den Körper über Handflächendruck auf und ab wandern.

Kreuzen Sie dann die Beine Ihres Partners auf Höhe Ihrer Knie und halten Sie sich gegenseitig an Ihren Unterarmen fest. Jetzt ziehen Sie seinen

Geniale Entspannung für den unteren Rückenbereich.

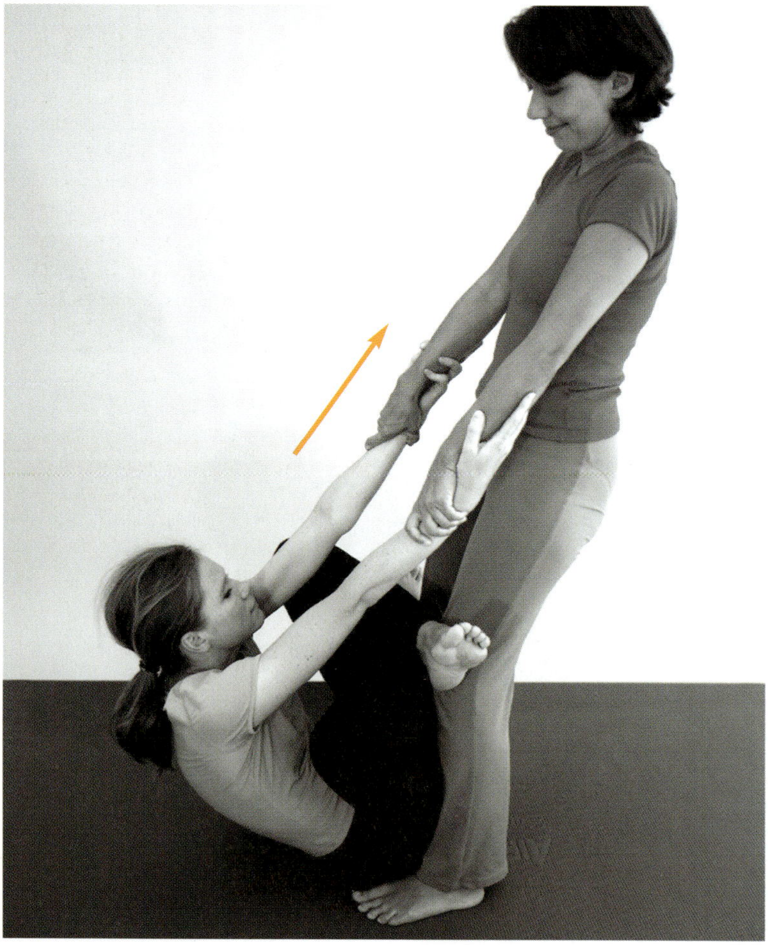

Oberkörper aus den Knien heraus so weit wie möglich zu sich und bringen ihn anschließend langsam wieder auf den Boden zurück.
Wichtig: Ihr Partner soll seinen Kopf nicht rückwärts fallen lassen, sondern der Bewegung folgen!

Schneidersitz

Wiederholen Sie die vorherige Übung und machen Sie beim Hochziehen einen Schritt nach hinten. So bringen Sie Ihren Partner automatisch in die Sitzposition.

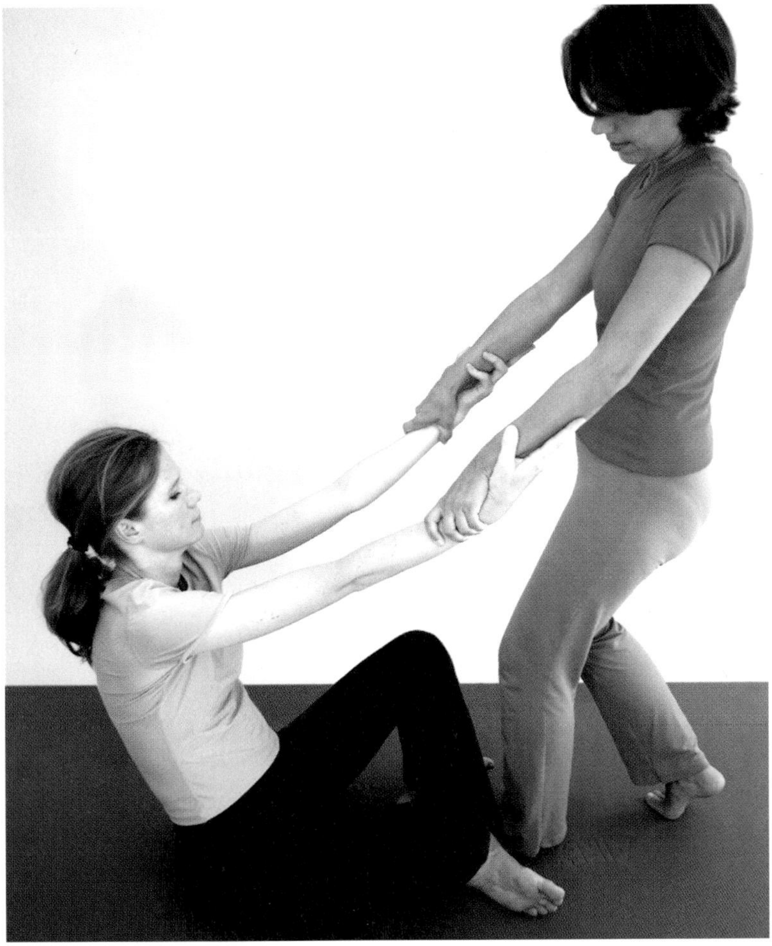

Sitzdehnung

Setzen Sie sich vor Ihren Partner und bitten Sie ihn, seine Füße leicht geöffnet auszustrecken. Fixieren Sie mit Ihren Füßen seine Waden und greifen Sie seine Hände am Handgelenk. Lehnen Sie sich langsam zurück und ziehen Sie den Oberkörper Ihres Partners nach vorne zum Boden hin.

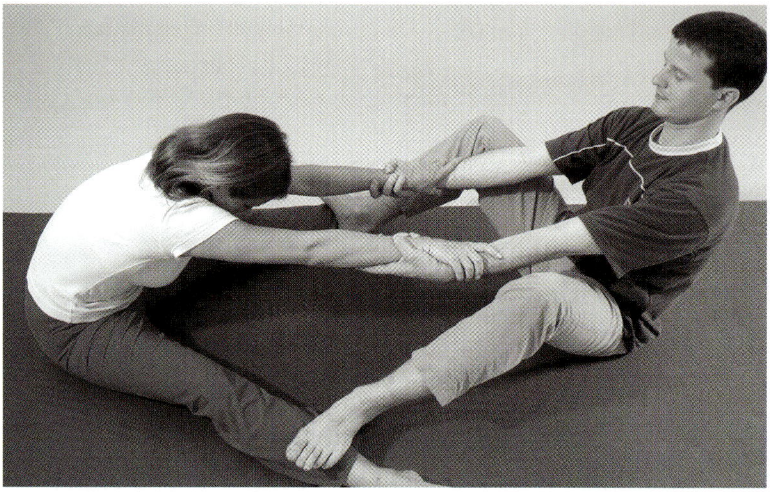

Rückenwalk

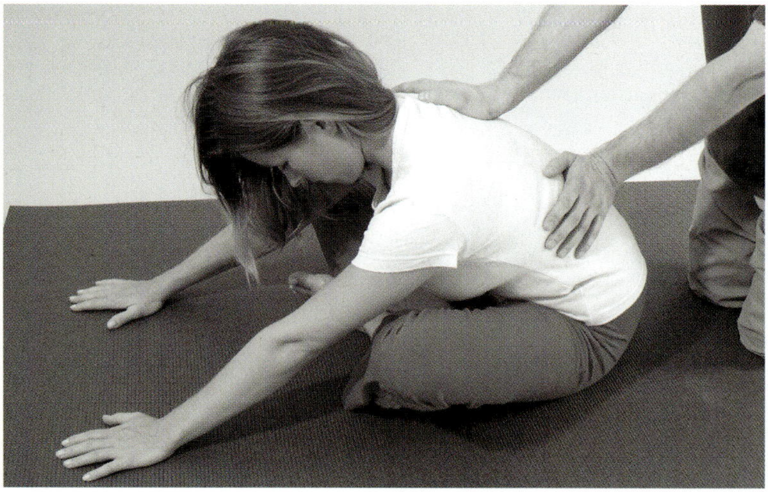

Knien Sie sich hinter Ihren Partner und wandern Sie mit abwechselndem Handflächendruck seinen Rücken auf und ab. Je nach Flexibilität kann sich dieser mit seinem Oberkörper nach vorne fallen lassen.

Rückenklopfen

Zum Abschluss sollten Sie jetzt den Rücken ausgiebig ausklopfen. Falten Sie Ihre Hände und klopfen Sie locker aus Ihrem Handgelenk heraus. Reduzieren Sie das Gewicht Ihres Schlages in der Nierengegend und verstärken Sie es in Richtung Schultern. Klopfen Sie niemals direkt auf die Wirbelsäule!
Wichtig: Die Bewegung sollte aus dem Handgelenk heraus mit dem typischen klatschenden Schlaggeräusch erfolgen!

Dieses Rückenklopfen entspannt und lockert nicht nur den Behandelten, sondern auch Ihre fleißigen Hände.

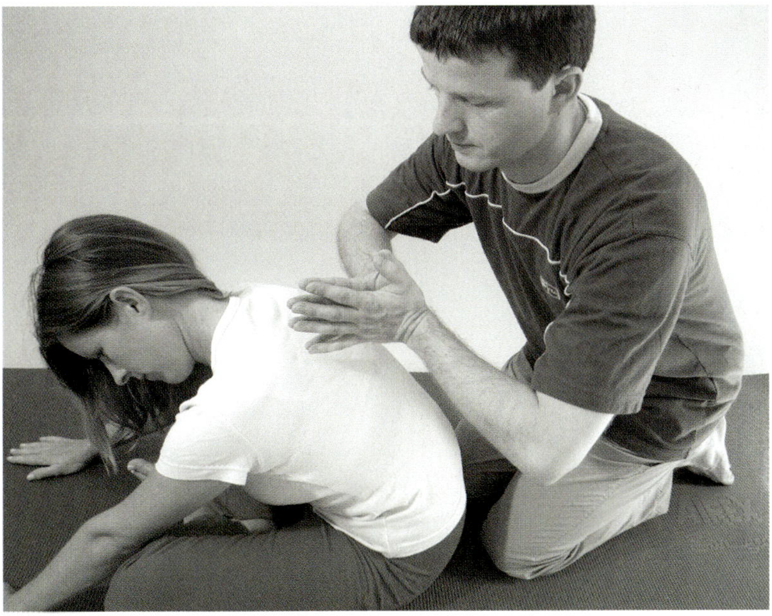

Teil IV: Was man noch wissen sollte

1. Im Zweifelsfall Massage

Neun gute Gründe für eine Thai-Massage

Gönne dir einen Augenblick Ruhe und du begreifst, wie närrisch du herumgehastet bist. Lerne zu schweigen und du merkst, dass du viel zu viel geredet hast. Sei gütig und du siehst ein, dass dein Urteil über andere allzu hart war. *Chen Chuji*

- Thai-Massage hat absolut keine Nebenwirkungen im klassischen Sinne!
- Thai-Massage ist wahrer Balsam für die Seele.
- Das Körpergewebe wird intensiv durchblutet und die Zellen werden optimal mit lebenswichtigen Nährstoffen versorgt.
- Verklebungen des Bindegewebes und Verspannungen der Muskulatur können sich lösen.
- Thai-Massage regt den Stoffwechsel an und beeinflusst auch tiefer liegende Organe positiv.
- Ihre Muskeln werden mal wieder so richtig gedehnt und Ihre Wirbelsäule ins Lot gebracht.
- Stoffwechselschlacken werden vermehrt abtransportiert und schneller ausgeschieden.
- Thai-Massage ist das NonplusUltra für echte Entspannung.
- Thai-Massage bringt neue Bewegung ins Leben!

Thai-Massage ist die ultimative Entspannungs-Erfahrung.

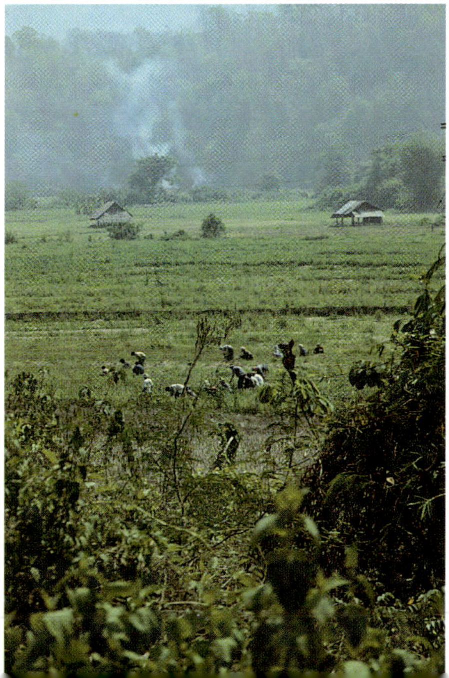

Wann empfiehlt sich die Thai-Massage?

Thai-Massage hilft bei allen leichten Alltagsbeschwerden sofort, gründlich und nebenwirkungsfrei. Ihren Arzt oder Apotheker brauchen Sie deshalb nicht zu fragen!

Hektik, chronische Zeitnot, beruflicher Stress, Daueranspannung, ständige Reiz- und Informationsüberflutung, familiäre Belastungen und mangelnde Aufmerksamkeit für die eigene Gesundheit machen Erholung und Regeneration zu den sehnlichsten Wünschen und Bedürfnissen unserer Tage. Und hier liegt die große Bedeutung der Thai-Massage: Als präventive Maßnahme im Rahmen einer Wohlfühl-Massage oder auch als Mittel der Wahl bei allgemeinen körperlichen, seelischen und geistigen Erschöpfungszuständen.

Thai-Massage bringt wohltuende Erleichterung bei

- Schlafstörungen, nächtlicher Unruhe,
- seelischen und geistigen Verstimmungen,
- Unwohlsein, leichtem Krankheitsgefühl,
- muskulären Verspannungen,
- Kopf- und Nackenschmerzen,
- Rückenschmerzen,
- Antriebslosigkeit, Unlust und
- Verdauungsproblemen, Appetitlosigkeit.

Kontraindikation

Ihren Massage-Partner sollten Sie nach wichtigen Erkrankungen fragen, die einer Massage im Wege stehen könnten.

Bitte beachten Sie, dass bei folgenden schweren Erkrankungen die Thai-Massage nicht ausgeübt werden darf:

- Schwere psychische und neurologische Erkrankungen
- Generalisierte rheumatische Erkrankungen mit Entzündungen in allen wichtigen Gelenken und/oder Muskeln
- Schwere Herz-Erkrankungen (zum Beispiel: Koronare Herz-Krankheit mit Angina-Pectoris-Anfällen / bei Gefahr von oder bereits erlittenem Herzinfarkt)
- Schwere Gefäß-Erkrankung (zum Beispiel: tiefe Beinvenenentzündung mit Thrombosegefahr)
- Frische Operationen und Knochenbrüche
- Akute Infektion mit hohem Fieber

- Großflächige entzündliche Hauterkrankungen
- Konsumierende Erkrankungen im Spätstadium wie Krebs oder Aids
- Akute Fiebererkrankungen

Befragen Sie vor jeder Behandlung Ihren Partner nach Erkrankungen und schließen Sie eine eventuelle Kontraindikation unbedingt aus. Dazu gehören vor allem Erkrankungen des Herz-Kreislauf-Systems und Bewegungsapparats, eventuell auch psychische Erkrankungen. Sind Sie im Zweifel, ob eine Thai-Massage angebracht ist, fragen Sie vorsichtshalber den behandelnden Arzt.

2. Sicherheit gewinnen

Gewiss haben Sie nun schon die ersten Erfahrungen mit der Thai-Massage gemacht. Lassen Sie sich nicht davon irritieren, dass Sie am Anfang vielleicht noch etwas unsicher sind. Das ist ganz normal – es ist noch kein Meister vom Himmel gefallen. Denken Sie nur an die lange Zeit des Studierens und Übens, die Siddharta benötigt hat, um schließlich Buddha zu werden.

Gehe nicht in den Fußspuren der Meister. Suche, wonach sie suchten. *Zen-Weisheit*

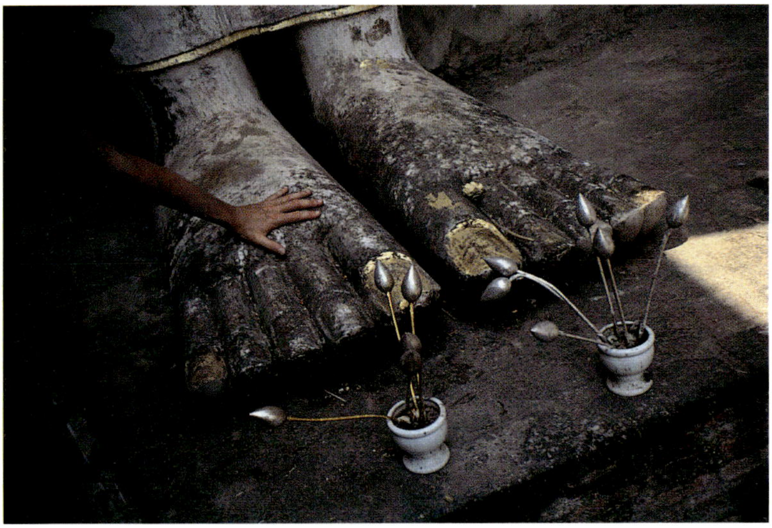

Um mit der Zeit an Sicherheit zu gewinnen, befolgen Sie am besten die nützlichen Tipps, die wir für Sie zusammengestellt haben. Seien Sie kreativ und zuversichtlich. Entwickeln Sie in vier Schritten Ihren ganz individuellen Massage-Stil:

Ihre persönliche Bestandsaufnahme

Seien Sie aufmerksam sich selbst gegenüber.

Spüren Sie in sich hinein, fragen Sie sich selber: Wie geht es mir? Wenn es Ihnen nicht gut geht, fragen Sie sich, warum und wie Sie es ändern könnten. Warten Sie mit der Behandlung, bis Sie sich wieder stabil fühlen. Seien Sie mit Ihrer ganzen Aufmerksamkeit erst einmal bei sich selber und loten Sie Ihre eigenen physischen, emotionalen und spirituellen Fähigkeiten aus. Nehmen Sie Ihre aktuelle Verfassung ganz bewusst war, ohne sie zu interpretieren. Machen Sie einige Atemübungen, um sich zu zentrieren. Beginnen Sie nicht aus der Alltagshektik heraus, sondern erst dann, wenn Sie selbst innerlich und äußerlich zur Ruhe gekommen sind.

Ihre persönliche Vorbereitung

Üben Sie auch in Ihrer geistigen Vorstellung.

Stellen Sie sich zunächst die Übungen, die Sie machen wollen, vor Ihrem geistigen Auge vor. Visualisieren Sie Schritt für Schritt Ihre individuelle Behandlung so exakt und ausführlich wie möglich. Schließen Sie die Augen und führen Sie die Massage-Bewegungen wie in einer Art Schattenboxen aus, um sich ganz Ihres Wissens zu versichern. Machen Sie sich klar, dass Ihre Behandlung auch unangenehme Gefühle auslösen kann. Bei aller Vorsicht, stehen Sie dazu! Widerstehen Sie schon im Vorfeld der Versuchung, sich für alle Unannehmlichkeiten zu entschuldigen: die Thai-Massage ist kein Wattewerfen! Um auf Nummer sicher zu gehen, fragen Sie Ihren Partner stets vorher nach Erkrankungen, die einer Behandlung widersprechen würden. Wenn Sie für sich und Ihren Partner die Sicherheit haben, dass alles im grünen Bereich ist, können Sie loslegen.

Ihre individuelle Behandlung

Versuchen Sie, Ihren eigenen Rhythmus zu finden.

Bevor Sie mit der Begrüßung beginnen, atmen Sie dreimal ganz tief durch und lösen die letzten geringfügigen Ängste aus Ihrem Bewusstsein. Haben Sie keine Angst, Ihren Partner zu berühren oder ihn zu »zerbrechen«.

Entwickeln Sie Sensibilität und die Fähigkeit, das »Limit« zu erspüren.
Erinnern Sie sich: ein gewisser Schmerz ist normal und kann dem Behandelten zugemutet werden.
Halten Sie immer Augenkontakt mit Ihrem Partner, um seine Schmerzgrenze zu erkennen. Arbeiten Sie mit einem gewissen Rhythmus, aber langsam. Besser weniger Übungen machen, dafür langsam, klar und präzise. Werden Sie innerlich unruhig, zum Beispiel aus Zeitgründen, so atmen Sie tief und ruhig durch und bleiben in einem regelmäßigen Rhythmus. Versuchen Sie, Ihre Atmung mit der Ihres Partners in Einklang zu bringen.
Denken Sie auch daran: Jede Bewegung soll einen klaren Anfang und ein klares Ende haben.

Ihr persönlicher Stil

Machen Sie aus Ihrer Massage etwas Besonderes, etwas Eigenes.

Fügen Sie Ihrer Massage etwas Persönliches hinzu. Lassen Sie Ihre ganz individuelle Eigenart, Ihre Erfahrungen und Ihren Background mit einfließen. Denn Ihre Intuition, Ihr Wissen und Ihre inneren Fähigkeiten sind wertvoller als alles Gelernte. Versuchen Sie auch, mit möglichst unterschiedlichen Personen zu üben (Größe, Gewicht, Beweglichkeit, Alter), um die Thai-Massage in ihrer Vielfältigkeit zu erproben. Versuchen Sie, eigene Sequenzen zu entwickeln. Lassen Sie sich von Ihrer Intuition inspirieren. Falls Sie nicht wissen, wie Sie weitermachen sollen, wandern Sie ein paar Mal die Beine auf und ab — eine eigene, vielleicht ungewöhnliche Idee wird kommen. Trainieren Sie stets mit Konzentration und bitten Sie um Gesundheit und Freude für den Behandelten.

> ***Niemand ist weiter von der Wahrheit entfernt als derjenige, der alle Antworten weiß.***
> ***Chuang Tse***

Und noch ein Gedanke fürs ganze Leben: So wie sich in der Thai-Massage alles um die wesentlichen und essenziellen Erfahrungen von Körper und Geist dreht, so bestimmen diese Aspekte auch die Qualität Ihres Daseins. Fragen Sie sich jeden Tag von neuem, welche Dinge in Ihrem Leben nützlich sind und Sie in Ihrer persönlichen Entwicklung weiterbringen und von welchen Elementen Sie sich getrost verabschieden können. Fassen Sie sich ein Herz und werfen Sie unnötigen Ballast mutig über Bord! Sie werden mit Leichtigkeit und Authentizität belohnt!

3. Linien der Energie

So wie sich der Kosmos im Menschen widerspiegelt, so spiegelt sich der Mensch in seinen Händen und Füßen wider.

Haben Sie sich schon einmal gefragt, wieso der Druck auf einen bestimmten Punkt Ihres Körpers an einer anderen Stelle Reaktionen hervorruft? Natürlich könnte man es damit erklären, dass alle Strukturen unseres Organismus durch Nervenfasern miteinander verbunden sind. Deshalb gibt es auch in der westlichen Medizin Behandlungsmethoden, die sich das Phänomen des Nerven-Reflexes zunutze machen: zum Beispiel die Therapie über die Head´schen Zonen, das sind Hautareale, die mit bestimmten inneren Organen in Verbindung stehen, weil ihre Nerven aus demselben Rückennervenstrang entspringen. Bei der Reflexzonentherapie der Hände und Füße wird es schon schwieriger, die Beziehungen zwischen Reflexpunkten und dazugehörigen Körperstrukturen auf der Basis von Nervenfasern zu erklären. Hier greift das schulmedizinische Modell, das für alle Wirkungen auch eine messbare und fassbare Ursache fordert, nur noch ansatzweise. Die Ursprünge der Reflexzonentherapie deuten auf ganz andere Zusammenhänge hin, da auch Indianerstämme in Nord- und Südamerika schon seit Jahrtausenden damit arbeiten. Sitzt der Schmerz weiter innen, werden Hände und Füße mehr auf der Innenseite massiert. Liegen die schmerzenden Stellen weiter außen, massieren die Indianer eher die Außenseiten von Füßen und Händen. Dieser Art der Behandlung liegt die Vorstellung zugrunde, dass sich der Mensch als Ganzes auch in einzelnen Körperteilen widerspiegelt. Der Begriff »Reflex« deutet ebenfalls darauf hin, denn in der Übersetzung heißt Reflex »Widerspiegelung«. Der ganze Mensch spiegelt sich also in Händen, Füßen und sogar in den Ohren wider. Seit Jahrtausenden behandelt man – auch außerhalb Asiens – erkrankte Organe nicht direkt »vor Ort«, sondern an einer entfernten Stelle, die auf eine nicht messbare Weise mit ihnen in Verbindung steht. Diese Methode ist sanfter und in vielen Fällen effektiver als das Einnehmen von Medikamenten oder gar Operationen.

Hinter der materiellen Erscheinungsform des Körpers steht ein komplexes Energiesystem: die feinstofflichen Körper, die Chakren und die Nadis.

Kommen wir wieder zurück zur Thai-Massage und ihren indischen und chinesischen Einflüssen. Nach altindischen Vorstellungen liegt hinter der materiellen Erscheinungsform des Körpers mit seinen Funktionen und Fähigkeiten ein komplexes Energiesystem, ohne das der physische Leib nicht existieren könnte. Zu diesem Energiesystem gehören: die feinstofflichen Körper, die Chakren (Energiezentren) und die Nadis. Das Wort Nadi kommt aus dem Sanskrit und bedeutet so viel wie Röhre, Gefäß

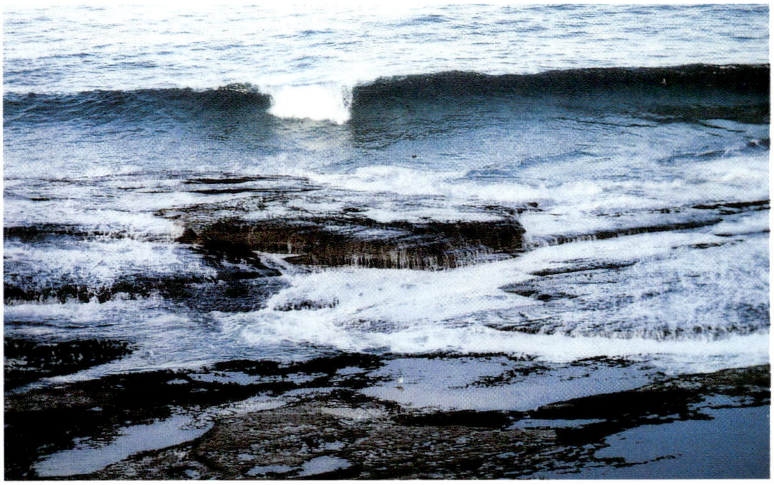

oder Ader. Die Aufgabe der Nadis besteht darin, Prana durch das feinstoffliche Energiesystem des Astralkörpers zu leiten. In der Yoga-Tradition, die eine Schwesterdisziplin zum Ayurveda darstellt, fließt Prana durch 72 000 Nadis. (Siehe auch Kapitel I,6, Seite 23.)

Durch kleine »Fenster« im Verlauf der Sen-Linien ist ein Austausch von körperlicher und kosmischer Energie möglich.

Die Yoga-Tradition geht auch davon aus, dass Prana sowohl beim Atmen als auch mit der Nahrung aufgenommen wird und den Menschen über ein Netz von Energielinien mit vitaler Energie versorgt. Diese unsichtbaren, anatomisch nicht nachweisbaren Energielinien bilden einen »Energiekörper«, eine Art zweite Haut des Menschen. Diese Energielinien werden in der Traditionellen Thailändischen Medizin »Sen« genannt, sind aber von ihrem Verlauf her identisch zu den indischen Nadis. Die Punkte auf den Sen-Linien kann man sich als »kleine Fenster« vorstellen, durch die ein Austausch kosmischer Energie möglich wird. Der menschliche Körper wird dadurch in einem Energie-Gleichgewicht mit der Energie des Universums gehalten.

Ziel der Thai-Massage ist es, den Energiefluss zu harmonisieren.

Stellen Sie sich vor, Sie könnten vom Weltall aus auf die Erde schauen, sodass Sie die Bewegungen von Luft und Wasser auf unserem blauen Planeten beobachten würden. Einige Zonen sind ruhig, während in anderen schnelle, sich jagende Bewegungen stattfinden. Prana bewegt sich in ähnlichen Mustern – Ziel einer Behandlung ist deshalb letztlich immer, den Energiefluss zu harmonisieren, das heißt dort zu lösen, wo er stagniert, und dort zu beruhigen, wo er überschießend ist. Auf diese Weise tragen wir zu einem ganzheitlichen Wohlgefühl und zu tiefer Erholung bei.

4. Wunderwerk Mensch

Eine kleine Einführung in die Anatomie des menschlichen Körpers.

Es ist immer beruhigend zu spüren, dass es uns gut geht. Noch besser aber ist es zu verstehen, warum wir uns plötzlich besser fühlen. Denn nur so ist es uns möglich, auch in Zukunft den Zustand des Wohlbefindens herzustellen. Die Thai-Massage ist gerade auch für Laien ein wunderbares Mittel, seinen Körper und seine Seele zu verwöhnen. Ein kleiner Einblick in die Anatomie und Physiologie unseres menschlichen Körpers soll Ihnen helfen, die besondere Wirkung der Thai-Massage und die Großartigkeit des Zusammenspiels unterschiedlichster Prozesse im menschlichen Körper zu verstehen. Denn mit jeder Thai-Massage, die wir geben oder erhalten, kommen wir dem Geheimnis unseres eigenen Wesens und Körpers und das des Behandelten ein Stück weit näher.

Suche nicht die Fesseln des Wissens, suche vielmehr die Freiheit des Seins.
Sufi-Weisheit

Das Skelett

Auch Knochen sind lebendiges Gewebe und brauchen unsere Pflege und Aufmerksamkeit.

Wussten Sie eigentlich, dass Ihr Körper aus über 200 Knochenteilen besteht, die alle über Gelenke und Fugen miteinander verbunden sind? Über die Hälfte davon befinden sich in Händen und Füßen. Unser Körper verdankt ihnen seine Stabilität und die Möglichkeit zu aufrechtem Gang und Bewegung. Denn an den Knochen setzen die Muskeln an. Gleichzeitig

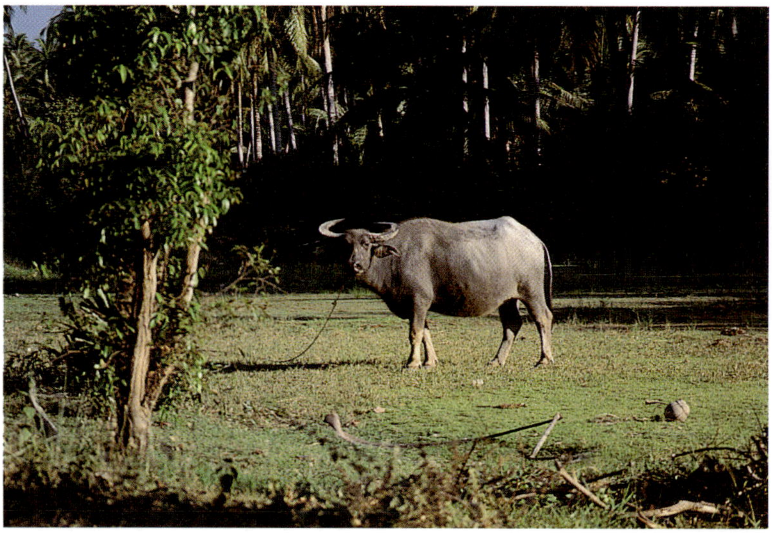

bilden sie Schutz und Gerüst für unsere inneren Organe. Etwa zehn Kilogramm unseres Körpergewichts gehen auf das Konto des Skeletts.
Während die so genannten Röhrenknochen (zum Beispiel Arme und Beine) als Bewegungssegmente dienen, schaffen flache Knochen im Schädel- und Beckenbereich wichtige Umhüllungen. Im Inneren der Wirbelsäule liegt das Rückenmark, umgeben von einer harten äußeren Schicht. Hier findet die Bildung von Blutzellen und die Speicherung von Mineralsalzen statt.
Man könnte leicht vergessen, dass Knochen aus lebendigem Gewebe bestehen und ernährt werden wollen. Sie sind durchzogen von unzähligen kleinen Kanälen, durch die sich Blut, Lymphe und Nerven ihren Weg ins Innere bahnen. Die Knochenhaut, das so genannte Periost, umgibt den Knochen mit zahlreichen Blutgefäßen und ermöglicht so die Nährstoffzufuhr.

Die Wirbelsäule

Viele Wirbelsäulenprobleme lassen sich mit der Thai-Massage bessern.

Fast schon gehören sie zum Alltag: Chronische Rückenschmerzen, Bandscheibenvorfälle, Wirbelverschleiß. Medikamente vermindern zwar kurzfristig den Schmerz, die Ursache aber bleibt weiterhin bestehen und liegt verborgen in der Wirbelsäule. Und im Alltag schenken wir dieser genialen Konstruktion nur wenig Beachtung: Elastische Stoßdämpfer namens Bandscheiben verbinden 32 Wirbelkörper zu einer biegsamen Säule: sieben Halswirbel, zwölf Brustwirbel, fünf Lendenwirbel, fünf Kreuzbeinwirbel und das Steißbein mit drei bis vier Steißwirbeln. Halt und Beweglichkeit erfährt die Wirbelsäule erst durch die Muskeln und Bänder, die die Wirbel zusätzlich miteinander verbinden. Von der Seite betrachtet gleicht die Wirbelsäule einer Schlangenlinie. Im Hals- und Lendenbereich kann man eine Krümmung nach vorne (Lordose) und im Brust- und Kreuzbeinbereich eine Krümmung nach hinten (Kyphose) feststellen.
Je älter wir werden, desto mehr degenerieren die Bandscheiben. Es kommt zu einer Abnahme des Innendrucks. Die Folge sind unphysiologische Bewegungen benachbarter Wirbel, die zu Verschleißerscheinungen der Zwischenwirbelgelenke führen können. Bei einem Bandscheibenvorfall entsteht Druck auf die aus dem Rückenmark austretenden Nerven. Wie schmerzlich eine solche Nervenreizung sein kann, davon kann manch Ischias-Geplagter ein Lied singen ...

Wirbelspiel

Die Thai-Massage arbeitet mit der Wirbelsäule und ihrer Beweglichkeit. Sie ermöglicht Drehungen und Dehnungen um die eigene Achse sowie Streckung des Rumpfes und Bewegungen des Kopfes. Über das Drehen und Winden, das Gedehnt- und Gebogenwerden, lösen sich tief liegende Verspannungen. Entspannung kann stattfinden und neue Flexibilität entstehen. Es ist gerade dieses Spiel mit der Wirbelsäule, das die Thai-Massage so wertvoll macht und den Behandelten in solchen Genuss versetzt. Testen Sie daher diese diagonalen Drehbewegungen Ihres Körpers, schaffen Sie sich Raum für neue Bewegungsstrukturen und wechseln Sie – im wahrsten Sinne – die Perspektive und Ihren Blickwinkel. Lassen Sie sich ein auf dieses achtsame Experiment mit Ihrem Körper – sie werden überrascht sein, was alles möglich ist!

Die Gelenke

Unser Knochengerüst wird erst über die Verbindung der Gelenke zu einem beweglichen statischen Wunder. Ist die Rede von echten Gelenken, so sind damit alle frei beweglichen Gelenke wie beispielsweise Knie- und Ellbogengelenke gemeint. Unechte Gelenke lassen nur geringfügige Bewegung zu und befinden sich zum Beispiel an den Kreuzbeinwirbeln oder der Schambeinfuge. Charakteristisch für ein echtes Gelenk ist der Gelenkspalt sowie der Gelenkkopf und die Gelenkpfanne. Letztere sind von einer elastischen Knorpelmasse aus kollagenen Fasern überzogen. Sie dient der Stoßdämpfung und der Beweglichkeit.

Eine Gelenkkapsel umschließt als Verlängerung der Knochenhaut in zwei Schichten das Gelenk. Während die äußere Schicht kollagenhaltig ist, ist die innere Schicht locker und reich an Nerven und Blutgefäßen. Hier wird auch Synovia, die Gelenkflüssigkeit, aus der sich der blutgefäßlose Gelenkknorpel ernährt, produziert. Synovia ist gleichzeitig Schmiersubstanz, die die Reibung an den Gelenkflächen bei Bewegung minimiert. Die äußere Gelenkkapsel ist bei vielen Gelenken mit Hilfe von Bändern verstärkt.

Was geschieht nun, wenn ein Gelenk über längere Zeit nicht bewegt oder ein Gelenk zu stark beansprucht wird? Die Bindegewebsfasern verkürzen sich und die Gelenkkapsel kann schrumpfen. Der Knorpel wird unterversorgt, er degeneriert und Arthrosen können sich bilden. Die gesamte ursprüngliche Beweglichkeit des Gelenks wird unter Umständen erheblich eingeschränkt. Besonders anfällig für diese Veränderungen sind ältere Menschen. Auch Übergewichtige sind davon betroffen, denn diese Symptome können auch durch zu starke und falsch ausgeführte Bewegungen über einen längeren Zeitraum hin verursacht werden. Hier heißt es einfach: Abnehmen!

Bewegung ist angesagt!

Gesunde Gelenke zu erhalten heißt also keinesfalls, sie zu schonen. Im Gegenteil: Erst eine physiologisch korrekte und regelmäßige Beanspruchung Ihrer Gelenke garantiert deren optimale Versorgung. Und nicht nur das: Die gesamte motorische Beweglichkeit und Flexibilität unseres Körpers und unseres Muskelapparats hängt wesentlich vom Zustand der Gelenke ab! Es lohnt sich also, gelenkig zu bleiben!

Thai-Massage steigert die Beweglichkeit der Gelenke, Ihrer eigenen und die Ihres Partners.

Das Verblüffende an der Thai-Massage ist, dass sie den Gelenken des Massierten als auch denen des Masseurs gleichermaßen Gutes tut. Führen Sie die Bewegungen harmonisch und sanft aus, ohne Übungen zu erzwingen. Gehen Sie mit Ihrem Gefühl behutsam an die Grenze der Belastbarkeit, so erkennen Sie den bestehenden Gelenkspielraum Ihres Partners und können ihn im Zusammenspiel mit den Muskeln auf sanfte Weise leicht erweitern. Nehmen Sie die Bewegungen Ihrer eigenen Gelenke während der Behandlung bewusst wahr.

Der Thai-Masseur setzt seine eigenen Gelenke als Werkzeug ein und erzeugt durch sie speziellen Druck mit einer ganz besonderen Qualität: Mit dem Ellbogen oder den Knien kann er durch Druck und anschließendes Abrollen gezielt Oberschenkel, Fußsohle oder Rücken bearbeiten. Folgende Gelenke bedürfen im Rahmen der Thai-Massage besonderer Aufmerksamkeit: Schultergelenk, Hüftgelenk, Ellbogengelenk und Kniegelenk.

Schultergelenk

Das Schultergelenk ist das beweglichste und gleichzeitig instabilste Kugelgelenk des Menschen.

Das Schultergelenk, das die Pfanne des Schulterblatts mit dem Kopf des Oberarmknochens verbindet, ist das beweglichste und gleichzeitig instabilste Kugelgelenk des Menschen. Seine Kapsel ist weit und dehnbar, wie es das große Bewegungsausmaß erfordert. Deshalb sind auch die sichernden Bänder eher schwach entwickelt. Bei Menschen, die zu schwache Bänder haben, kann das Schultergelenk auch mal »auskugeln«, Luxation genannt. Diese Personen brauchen eine achtsame Behandlung gerade im Bereich von Schulter und Armen. Alle Übungen, die einen starken Zug auf die Arme ausüben, sind hier zu unterlassen.

Hüftgelenk

Dieses Gelenk ist einem hohen Verschleiß ausgesetzt.

Im Gegensatz zum Schultergelenk ist das Hüftgelenk sehr stabil, es kann nur schwer luxiert werden. Es ist jedoch einem hohen Verschleiß ausgesetzt, sodass es bei älteren Menschen häufig künstlich erneuert werden muss. Führen Sie daher alle Bewegungen bei künstlichen oder durch Erkrankung beeinträchtigten Hüftgelenken besonders vorsichtig aus.

Ellbogengelenk

Die häufigste Erkrankung ist hier der Tennisellbogen.

Das Ellbogengelenk besteht aus drei Gelenkkörpern innerhalb einer Gelenkkapsel, die gemeinsam die Beugung und Streckung des Unterarms und die Aufwärts- und Abwärtsdrehung der Hand erlauben. Die drei Knochenenden sind von einer verhältnismäßig großen Kapsel umgeben. Eine häufig anzutreffende Erkrankung des Ellbogengelenks ist der Tennisellbogen (Epicondylitis), bei dem es durch ständige Überlastung zu Einrissen an den Sehnen kommt. Der Tennisellbogen geht meist mit starkem lokalen beziehungsweise ausstrahlendem Druckschmerz einher. In diesem Fall ist die Beweglichkeit stark eingeschränkt und eine lokale Massage-Therapie auszuschließen.

Kniegelenk

Das größte menschliche Gelenk!

Oberschenkelknochen, Kniescheibe, Menisken – all das ist hier von größter Bedeutung. In diesem Gelenk sind Beugung und Streckung um eine quere Achse möglich sowie Rotation um eine Längsachse bei gebeugtem Knie. Das Knie verfügt über eine komplexe Struktur und wird extrem stark beansprucht. Kreuzband-Risse oder Meniskus-Schäden sind vor allem bei Sportlern häufige Verletzungen. Die Thai-Massage-Behandlung bei Knieverletzungen ist eingeschränkt und auf wenige harmlose Übungen zu reduzieren. Beachten Sie bitte die Hinweise im jeweiligen Übungsteil!

Zusammenspiel Muskeln und Gelenke

Die Dehn- und Streckbewegungen und sanften Gelenkmanipulationen in der Thai-Massage sind ein Jungbrunnen für unsere Muskulatur. Und indem sich die Muskeln in optimaler Weise anspannen, wird auch die Gelenkbeweglichkeit gestärkt. So bilden Gelenk und Muskel eine entscheidende Funktionseinheit.

Ein großer Teil unseres Körpers besteht aus Muskeln, die über die Thai-Massage optimal in Schwung gebracht werden.

30 bis 40 Prozent unseres Körpergewichts bestehen aus Muskeln. Die quer gestreifte Skelettmuskulatur ist willentlich beeinflussbar und ermöglicht Bewegungen. Die glatte Muskulatur in inneren Organen und Blutgefäßen ist unwillkürlich gesteuert. Eine Ausnahme bildet das Herz, das trotz quer gestreifter Muskulatur dennoch unwillkürlich arbeitet.

In der Thai-Massage wird hauptsächlich die quer gestreifte Muskulatur beansprucht. Dennoch ist durch die Entspannung und die positive Beeinflussung des vegetativen Nervensystems ein indirekter Einfluss auf die unwillkürliche Muskulatur gegeben.

Der Hauptbereich des Muskels, der Muskelbauch, ist über eine Ursprungssehne und eine Ansatzsehne mit dem Knochen verbunden. Letztere überträgt die Muskeltätigkeit auf das Skelett. Die Muskelfasern innerhalb der Muskeln reagieren auf Nervenreize mit Kontraktion. So entsteht Bewegung, deren Koordination und Ausführung eine der Hauptaufgaben der Muskulatur ist. Muskeln verschaffen Stabilität und haben Haltefunktion. Ohne sie wäre unser aufrechter Gang und der Halt der Wirbelsäule unmöglich.

Der Muskulatur verdanken wir unseren aufrechten Gang und den Halt der Wirbelsäule.

Das Besondere am Muskel ist seine Fähigkeit, sich im Ruhezustand zu entspannen und auf verschiedenartigste Belastungen mit Kontraktion zu reagieren. Verspannte Muskeln verlieren jedoch mit der Zeit an Flexibilität und reagieren auf spontane und ungeschickte Bewegungen mit weiterer Kontraktion. Nicht so ein gesunder, entspannter Muskel! Bei einer Dauerkontraktion kommt es zu einer Unterbrechung der Blutzufuhr. Das Muskelgewebe wird nur mehr unzureichend mit Sauerstoff versorgt. Verspannungen, Kopfschmerzen, Muskelkater oder Müdigkeit sind die häufigsten Anzeichen. Ursache ist meist Bewegungsmangel, langes Stehen oder Sitzen, aber auch psychische Belastungen und seelische Konflikte.

Durch die Thai-Massage verbessern Sie die physiologischen Eigenschaften Ihrer Muskeln. Sie lernen es wieder, sich im Wechsel anzuspannen und zu entspannen. Verkürzte Muskeln werden gedehnt und genau im richtigen Maße beansprucht. Denn sowohl Über- als auch Unterforde-

Die Thai-Massage fördert die Durchblutung der Muskulatur.

rung können die Muskulatur belasten. Verspannte Muskeln werden entspannt und somit auch der Schmerz gesenkt. Über die Bewegung steigt auch die Durchblutung der Muskulatur. Sie wird reicher an Sauerstoff und lebenswichtigen Nährstoffen.

Die Thai-Massage verbessert den Muskeltonus.

Die Eigen- beziehungsweise die Grundspannung eines Muskels bezeichnet man auch als dessen Tonus. Dieser ist von Mensch zu Mensch unterschiedlich und kann auch an bestimmten Körperteilen unterschiedlich groß sein. Man unterscheidet den passiven Tonus im Ruhezustand von dem aktiven Tonus, bei dem sich der Muskel aufgrund eines Nervenreizes in Anspannung befindet. Die Thai-Massage wirkt harmonisierend auf den Muskeltonus und verbessert allgemein dessen Qualität.

Ein gesunder und vitaler Muskel ist gut durchblutet, mit Nährstoffen versorgt und wechselt zwischen Kontraktion und Erschlaffung.

5. Gesundheit atmen

Schenken Sie Ihrer Atmung auch im Alltag die nötige Aufmerksamkeit. Wenn Sie ab und zu tief Luft holen und intensiv ausatmen, kann man damit schon kleine Wunder vollbringen.

Wie im Meer die Wellen kommen und gehen, so fließt auch unser Atem in einem ewigen inneren Grundrhythmus – immer wiederkehrend. Und doch gibt es feine Unterschiede – Welle ist nicht gleich Welle und Atemzug nicht gleich Atemzug. Oberflächlicher Atem hält uns zwar lebendig und gibt uns die nötige Luft zum Leben, doch erreicht er nicht die tieferen Schichten unseres Seins. Er gelangt nicht bis in die feinsten Kapillaren und versorgt unsere Zellen nur unzureichend mit Sauerstoff. Ein tiefer Atemzug hingegen belebt uns von neuem. Stress und innere Anspannung können weichen, Entspannung und Ruhe kehren ein und eine innere Bauchmassage gibt es unbemerkt noch dazu. Ein- und Ausatmen bedeuten Anspannung und Entspannung, Aufnehmen und Loslassen. Kein Wunder also, wenn unser Körper auf äußeren Druck im Alltag, Bewegungsmangel, Übergewicht und so manche seelische Belastungen unweigerlich mit einer angespannten und oberflächlichen Atmung reagiert. Der menschliche Organismus wird dauerhaft in eine Alarmsituation versetzt, die den Sympathikus stimuliert. Folge sind Herzklopfen, hoher Blutdruck, schnelle Atmung und erhöhte Muskelanspannung bis hin zu chronischen Zuständen. Die Schlussfolgerung daraus ist, dass ein einziger tiefer Atemzug schon kleine Wunder vollbringen kann und den Kreislauf aus Anspannung und innerem Gehetztsein durchbrechen kann. Es liegt ganz bei uns, uns unserer Atmung bewusst zu werden und ihr ab und an im Tagesgeschehen Aufmerksamkeit zu schenken.

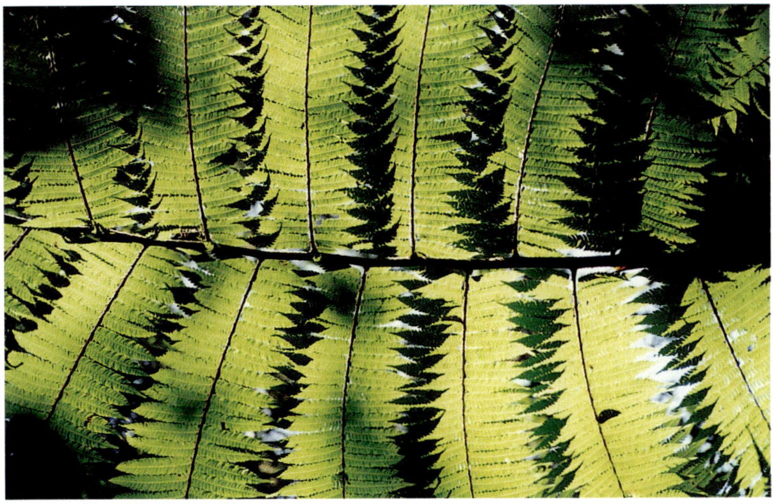

Denken Sie daran: Es ist der Atem, der uns zu unseren Gefühlen führt.

Die Thai-Massage lebt durch die Atmung. Sie ist das beste Training und der beste Beweis für das befreiende Gefühl einer natürlichen tiefen Atmung. Nicht nur unsere Organe werden besser durchblutet und gestärkt, auch unsere Psyche und unsere Emotionen werden positiv beeinflusst. Indem der Parasympathikus aktiviert wird, gelangt der Mensch allmählich wieder in den Zustand wohltuender Entspannung. Entdecken Sie die unglaubliche Kraft, die in der Atmung liegt: Wenn das Ein- und Ausatmen von Masseur und Behandeltem mit den Bewegungen zu einem harmonischen Ganzen verschmelzen, lösen sich körperliche und seelische Blockaden.

Unsere Atmung kennt viele Hindernisse, die wir beseitigen sollten.

Ob Buddhismus, Taoismus, indische Yogalehre, Antike oder Mittelalter – Atemtherapie gilt seit frühesten Zeiten in westlicher und fernöstlicher Medizin als wichtiges komplementäres Therapeutikum, wenn es darum geht, den Menschen in seiner Mitte und seinen Widerstandskräften zu stärken. Atemtherapie vereint Entspannungs- und Kräftigungsübungen, dynamische Bewegungsabläufe mit konzentrativ-meditativer Schulung. Eine tiefe Atmung wirkt präventiv und therapeutisch bei Atembeschwerden, Kreislaufstörungen, Rücken- und Gelenkschmerzen, Kopfschmerzen, Stimm- und Sprechstörungen, Schlafstörungen und seelischen Belastungen. Sie unterstützt besondere Lebensphasen wie Schwangerschaft, Lebenskrisen oder Sterbeprozesse.

Mögest du in deinem Leben die Gegenwart, die Kraft und das Licht deiner Seele entdecken. ***Keltischer Segen***

Wie Sie richtig durchatmen oder warum Sie einen tiefen Atemzug nehmen sollten:

- Atmen Sie tief, frei und rhythmisch bis in den Bauch.
- Nehmen Sie die Phasen Einatmen, Ausatmen und kurze Atempause bewusst wahr.
- Die Einatmung erfolgt über die Nase! Vorteil: Die Luft wird angewärmt, der Strömungswiderstand der Luft ist vergrößert.
- Lassen Sie den Atem wieder los und atmen Sie durch den leicht geöffneten Mund wieder aus.
- Die anschließende Atemstille dauert so lange, bis Sie von alleine wieder einatmen möchten.
- Es entsteht ein vergrößerter Unterdruck im Brustraum, wodurch der venöse Rückstrom des Blutes vergrößert wird.
- Der Atem gelangt langsam und gereinigt in die Lungen.
- Ihr Blut wird bestmöglichst mit Sauerstoff angereichert und vermehrt von Kohlendioxid befreit.
- Das Blut gelangt in die entlegensten Zellen Ihres Körpers und kann diese versorgen.
- Körperliche Entgiftungsprozesse werden unterstützt.
- Ihr ganzer Oberkörper beteiligt sich an dem Atemgeschehen: Der Rücken streckt sich und Lenden, Bauchmuskeln und Brustkorb dehnen sich.
- Der Bauchumfang vergrößert sich und die Rippen weiten sich.
- Ihr Atemapparat wird natürlich geformt und schafft einen großen Atemraum.
- Ihre Körperhaltung verbessert sich wesentlich.
- Sie schaffen sich Zugang zum vegetativen Nervensystem und können Störungen positiv beeinflussen.
- Sie treten in Kontakt zu Ihrer eigenen Gefühlswelt.
- Ihre Organfunktionen harmonisieren sich.
- Sie finden in den Zustand der Entspannung zurück.

Woran Sie unter Umständen erkennen können, dass Sie falsch atmen:

- Bei Stress und körperlichen Verspannungen atmen Sie hastig und oberflächlich.
- Sie sind sich Ihres Atems niemals bewusst.
- Ihr Atemzug erreicht den Bauchraum nicht. Die Bewegung Ihres Atems lässt sich lediglich im Brustraum nachvollziehen.
- Ihre Haltung ist schlecht.
- Sie sind anfällig für Erkrankungen der Bronchien.
- Ihr Bauchraum ist verhärtet und verspannt.
- Sie sind schnell erschöpft, unruhig oder nervös.
- Sie sind schlecht gelaunt und leiden unter Spannungskopfschmerzen.
- Sie ziehen beim Einatmen die Rumpfwände ein, anstatt sie zu erweitern.
- Beim Atmen ziehen Sie Schultern, Schlüsselbein und Rippen nach oben.
- Sie vergessen manchmal zu atmen und halten den Atem oftmals an.

Atmung in der Thai-Massage

Kraftvoll atmen – das ist das Atemziel der Thai-Massage.

Kraftvoll Atmen – mit dem Atemzug die tiefe, unzerstörbare, in uns schlummernde Ruhe erreichen und die Bewegungen mit unserem Atem begleiten – das ist das Atemziel der Thai-Massage.
Die natürliche rhythmische Bewegung des Brust- und Bauchraums ist die ideale Grundlage für eine erfolgreiche Massage-Behandlung. Atmen Sie tief durch als Masseur – warten Sie die Atembewegung Ihres Partner ab und setzen Sie mit der Bewegung im richtigen Moment an. So treten Sie ein in den heilsamen Tanz aus Körper, Bewegung und Rhythmus.

Atem- und Bewegung

Finden Sie Ihr eigenes Atemschema heraus. Es hat sich als sinnvoll erwiesen, gemeinsam beim Ausatmen in eine Dehnung zu gehen und die Anspannung beim Einatmen zu lösen. In der Regel wird Ihr Partner Ihrer Atmung folgen. Es ist aber durchaus möglich, dass er einatmen wird, während Sie ausatmen und umgekehrt.

6. Thailands Naturapotheke

Achten Sie auf eine gesunde und ausgeglichene Ernährung, die Ihr Verdauungsfeuer unterstützt.

Thai-Massage und Ernährung sind untrennbar miteinander verbunden – fast so wie Himmel und Erde. Warum, werden Sie sich vielleicht fragen? Was hat denn Massage mit dem Inhalt meines Kochtopfes zu tun? Sehr viel sogar! Und zwar in vielerlei Hinsicht, da beides energetisiert. Die Nahrung, die Sie zu sich nehmen, sollte Sie stärken und Ihnen Lebensenergie spenden. Nach fernöstlicher Philosophie sind sich Ayurveda und Traditionelle Chinesische Medizin einig: Nahrung ist ein Energieträger. Je nach unserer persönlichen Konstitution, klimatischen Bedingungen und Lebensführung benötigen wir alle unterschiedliche Nahrung. Ziel ist aber immer, so viel Energie wie möglich aus der Nahrung zu extrahieren und in feinstofflichere Energieformen umzuwandeln. Voraussetzung hierfür ist wiederum, dass unser so genanntes Verdauungsfeuer kräftig ist.

Was versteht man nun unter Verdauungsfeuer? Im Ayurveda spricht man von Agni, in der TCM vom Qi des Erdelements. Es ist jene Kraft und Energie in uns, die unsere Verdauungsorgane funktionstüchtig erhalten. Im westlichen Sinne gesprochen heißt das, solange unser Verdauungsfeuer ausreichend lodert, produzieren wir genügend Verdauungssäfte, unsere Hormonproduktion ist intakt und unser bakterielles Abwehr- und Immunsystem im Darm lässt uns nicht im Stich. Wir sind im Stande, die in der Nahrung enthaltenen Vitamine, Mineralstoffe, Spurenelemente und Enzyme zu assimilieren und mit deren Hilfe die Grundkomponenten Fette, Eiweiß und Kohlenhydrate zu verstoffwechseln. Erlischt unser Verdauungsfeuer oder ist es zu schwach, so wird die Umwandlung beeinträchtigt: Die Nahrung kann nicht mehr zu Energie transformiert werden und wird nutzlos für den Körper. Dann können auch die besten Vitamine und Nahrungsergänzungen keinen Dienst mehr leisten. Ein Kreislauf beginnt: Körperliche Begleiterscheinungen wie Verdauungsbeschwerden, schwere Beine, Müdigkeit, Konzentrationsschwäche, unreine Haut, Wassereinlagerungen, Mundgeruch und Kopfschmerzen machen uns träge und unmutig. Und gemäß der Lehre der Zusammenhänge und Wechselwirkungen dauert es nicht lange, bis auch andere Organe und Bereiche von diesem Energiemangel ergriffen werden. Eine gesunde, ausgeglichene Ernährung, die das Verdauungsfeuer unterstützt, ist die Lösung.

Die fernöstliche Philosophie und Medizin arbeiten wesentlich mit dem Konzept der thermischen Wirkung. So hat jedes Nahrungsmittel eine bestimmte thermische Wirkung, wirkt kühlend, erfrischend, erwärmend, heiß oder neutral. Wie das Wort Verdauungsfeuer bereits vermuten lässt, ist es wichtig, den Magen bereits morgens und vor jeder Mahlzeit zu erwärmen. Dies geschieht durch warme Suppen, Tees, süße Frühstücksbreis oder durch Zugabe von Kräutern mit einer erwärmenden Wirkung. In der Regel bilden Rohkost und stark abkühlende Lebensmittel wie Joghurt eine Ergänzung oder dienen als Ausgleich stark erhitzender oder scharfer Speisen. Dies macht bereits deutlich, wie sich westliche von fernöstlichen Ernährungskonzepten unterscheiden.

Suppen, Tees, süße Frühstücksbreis oder auch Kräuter mit einer erwärmenden Wirkung unterstützen das Verdauungsfeuer.

Die Energie unserer Nahrung

Für all unsere Lebensprozesse und zur Erhaltung unserer Gesundheit benötigen wir Energie. Sie entsteht durch die Nahrungsenergie und die durch Atmung und Bewegung erzeugte Energie. Beide Energieformen verbinden sich und werden in weiteren Schritten zu feinstofflicheren Formen transformiert. Das »Endprodukt« hat so vielfältige Aufgaben wie an der Blutbildung teilzuhaben, unsere inneren Organe und Energieleitbahnen mit Energie zu versorgen oder aber wie in einer Art zweiter Haut an der Körperoberfläche als Abwehrkraft zu fließen.

Über die Thai-Massage nehmen wir sowohl als Masseur als auch als Behandelter kosmische Energie auf. Verantwortlich hierfür sind die tiefe At-

Lebendige, reine und individuell angepasste Nahrung, Mäßigung beim Essen, Dankbarkeit und Bescheidenheit stärken unseren Körper.

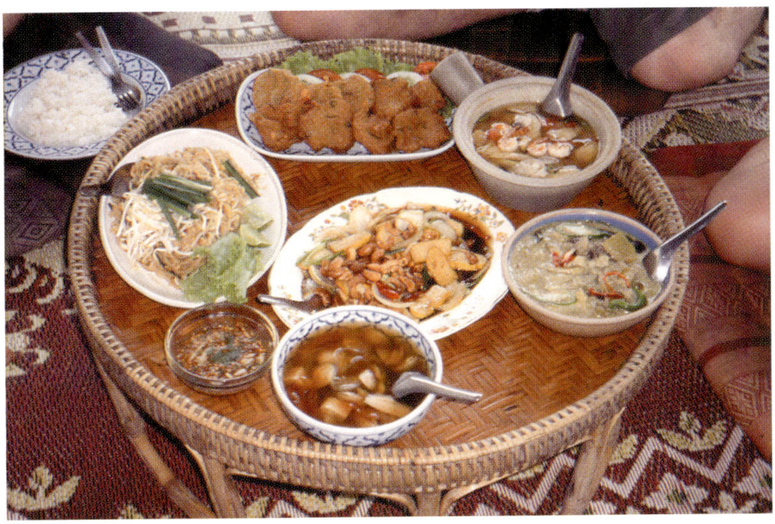

mung wie auch die harmonischen Bewegungsabläufe und der meditative Zustand. Wenn sich diese Energie mit einer guten Nahrungsenergie verbindet, sind alle Voraussetzungen für einen gesunden Körper und Geist geschaffen. Vielleicht können Sie sich jetzt auch vorstellen, inwieweit sich Ernährung und Thai-Massage ergänzen. Je besser unser Körper ernährt ist, desto einfacher und geschmeidiger wird auch die Thai-Massage ausfallen. Denn über die Nahrungsenergie werden auch unsere Gelenke und Muskeln ernährt. Bewegungen und Dehnungen werden intensiver, Entspannung einfacher und die Atmung tiefer. Die Fähigkeit Ihres Körpers, sich mit neuer Energie aufzuladen, nimmt zu. Unsere Nahrung sollte natürlich sein und aus frischer, leichter und nahrhafter Kost aus Obst, Getreide und Gemüse bestehen. Auf diese Weise bereitet die Ernährung unseren Körper auf die Praxis der Thai-Massage vor und unterstützt ihn.

Nehmen Sie die letzte Mahlzeit bis zu zwei Stunden vor der Thai-Massage ein. Auch im Anschluss sollten Sie nicht unmittelbar wieder etwas essen, sondern eine Pause von etwa einer Stunde einhalten. Nehmen Sie nur leicht Verdauliches zu sich.

Die Thai-Massage wurzelt tief in buddhistischem Gedankengut. Der so genannte »Mittlere Weg« des Buddhismus oder auch die Yoga-Ernährung beschreiben nicht nur das Erlangen geistiger Klarheit, sondern auch die Art und Weise, unseren Magen zu füllen. Mäßigung beim Essen, Dankbarkeit und Bescheidenheit stärken unseren Körper. Übermäßiges Essen, Gier, Neid und hastiges Hineinschlingen von ungesunder Nahrung in einem Zustand der Rastlosigkeit und der inneren Abwesenheit erzeugen in unserem Körper »unreine« Säfte und trüben unseren Geist.

Nehmen Sie sich also die Weisheiten alter Traditionen und Kulturen zu Herzen und bauen Sie sie Schritt für Schritt in Ihr Ernährungsprogramm ein. Sie werden Wohlbefinden und Zufriedenheit ernten!

Das A und O der Ernährung für mehr Lebensfreude

- Essen Sie mit Genuss und Freude!
- Wählen Sie frische, leichte und nahrhafte Kost aus ökologischem Anbau und achten Sie immer auf beste Qualität.
- Probieren Sie neue Gerichte mit verschiedenen Getreidesorten aus!
- Experimentieren Sie mehr mit Kräutern und achten Sie auf die Wirkung.
- Reduzieren Sie den Konsum von tierischen Fetten und Eiern.

- Unterstützen Sie Ihr Verdauungsfeuer durch ausreichend körperliche Bewegung und Verwendung entsprechender Kräuter und Gewürze.
- Erwärmen Sie morgens und vor jeder Mahlzeit Ihren Magen!
- Vermeiden Sie Extreme wie zu heiße und zu kalte Speisen und Getränke.
- Rohkost und stark abkühlende Speisen sollten nur ergänzend verwendet werden.
- Passen Sie die Ernährung der Jahreszeit an.
- Die Speisen sollen köstlich aussehen und angenehm duften.
- Essen Sie nicht bei Gefühlszuständen wie Ärger, Zorn, Wut – auch nicht mit schlechtem Gewissen.
- Halten Sie sich mit Essen zurück bei Krankheit, geistigem oder emotionalem Stress.
- Nur essen, was schmeckt! Zwingen Sie sich niemals zum Essen. Ihr Geist würde nicht befriedigt werden.
- Schaffen Sie sich ein ruhiges und angenehmes Ambiente.
- Geistige Sammlung vor dem Essen stärkt Ihre Verdauung.
- Regelmäßige Essenszeiten einhalten.
- Essen Sie nur, wenn Sie ein natürliches Hungergefühl verspüren.
- Essen Sie nichts, solange die Verdauung der vorherigen Mahlzeit nicht abgeschlossen ist.
- Am besten füllen Sie Ihren Magen immer nur zu drei Viertel.
- Übertreiben Sie es nicht mit dem Frühstück, die schwerste Mahlzeit sollten Sie mittags einnehmen.
- Sorgen Sie dafür, dass jede Mahlzeit idealerweise alle Geschmacksrichtungen enthält. Dies verhindert Gelüste und garantiert eine optimale Versorgung.
- Wenn Sie Ihre Ernährung umstellen, so wenden Sie die Strategie der kleinen Schritte an.
- Behandeln Sie Ihren Körper wie einen Tempel und nicht wie eine Mülltonne!

Ein indisches Mantra aus dem Ayurveda zeigt die innere Sammlung und geistige Einstellung bei den Mahlzeiten:

Om annapate annasya
no dehi anamivasya sushminah.
Pra pra dataram tarisha urjam
no dehi dvipade chatuspade.

Schöpfer der Nahrung
gib uns Speisen, die uns Stärke und Gesundheit schenken.
Segne uns und gib uns Kraft
für uns und alle Tiere.

Gemüse, Früchte, Kräuter und Gewürze

Die Thai-Küche ist reich an wertvollen Gewürzen und wohlschmeckenden Früchten.

Vor langer Zeit waren Gewürze aus Persien und Ostindien kostbare und heiß begehrte Ware für die großen Zivilisationen in China, Griechenland und Rom. Die Menschen dieser klassischen Welten strebten genau wie wir heute nach Langlebigkeit, Gesundheit und Fitness. Körperliche Betätigung und Pillen helfen hierbei zwar, reichen aber längst nicht aus. Unser Wohlbefinden hängt wesentlich von unserer Ernährung ab. Das Wissen in Sachen Ernährung war noch nie so groß, doch in der Praxis scheitern wir noch oft und vergessen, welche Möglichkeiten in unserer täglichen Küche stecken. In Thailand haben die Menschen den kleinen Dingen ihrer Ernährung seit jeher besondere Beachtung geschenkt. So verwundert es nicht, dass die Thai-Küche voll von Kräutern,

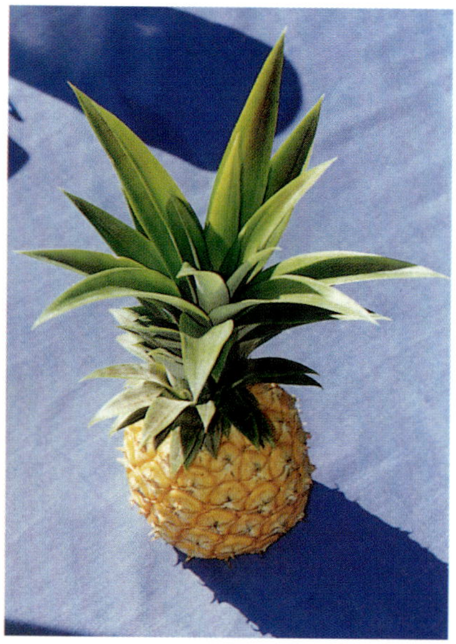

Probieren Sie es aus!
Nutzen Sie die heilsame Wirkung der Natur.
Hier finden Sie Tipps, wie Sie mit typischen Ingredienzen aus der Thai-Küche so manchem körperlichen Unwohlsein Abhilfe schaffen können.

Gewürzen, Früchten und Gemüsesorten wie Chili, Knoblauch, Ingwer, Galanga (thailändischer Ingwer) und Kokosnuss ist. Dabei sind diese und andere Ingredienzen weit mehr als reine Geschmacksträger – auch ihre medizinische Wirkung macht sie so kostbar.

Appetit:	Ingwer, Kassia-Blätter, Sellerie, Mais
Blasenentzündung:	Sellerie, Ananas, Zitronengras, Kopfsalat, Kassia-Blätter, Mais, Cashewnuss
Bluthochdruck:	Sellerie, Tee, Tamarinde
Cholesterin:	Tamarinde, Knoblauch, rote Thai-Zwiebel, Zwiebel
Diabetes:	Mais, Banane, Tamarinde
Durchfall:	Mango, Tee, Guave, Galanga, weißer Tumerik, Kokosnuss, Mangosteen, Tamarinde, Mungobohnen
Erkältung:	Süßer Basilikum, Tamarinde, Banane, Jackfruit, Pomelo, rote Thai-Zwiebel, schwarzer Pfeffer, Mango
Haarpflege:	Kaffirblätter
Hautpflege:	Knoblauch, Galanga, Durian, heiliger Basilikum, weißer Tumerik
Herzbeschwerden:	wilder Tee, Lotus, rote Thai-Zwiebel, Kaffirblätter, Papaya, Mais, Longan
Husten:	Knoblauch, Zitrone, Eukalyptus
Kopfschmerzen:	Chilis, Pomelo, Tee mit Zitrone
Magen-Darm-Beschwerden:	Nelken, Ingwer, weißer Tumerik, Chilis, Ananas, wilde Betelnuss, Knoblauch, heiliger Basilikum, schwarzer Pfeffer, Kardamom, Koriander, Zwiebeln
Rückenschmerzen:	Zitronengras, Aubergine, Kokosnuss
Schmerzstillend:	Aubergine
Würmer:	Kürbis, Betelnuss, Tamarinde, Knoblauch,
Verbrennungen:	Kürbis, Kokosnuss, Jasmin, Cashewnuss, Aloe, Tee, Tabak
Verstopfung:	Tamarinde, süßer Basilikum, Papaya, Banane, Kassia-Blätter
Zahnschmerzen:	Kopfsalat, Nelken, Tamarinde, Kokosnuss, heiliger Basilikum

Thai-Massage-Tee-Zubereitungen

Tee wärmt von innen und unterstützt die Entspannung.

Tee zu trinken kann ein echtes Erlebnis sein. Nicht umsonst gilt die Teezeremonie in Japan als hohe Kunst. Es ist ein Akt der Konzentration, Meditation und Entspannung. Tee regt die Sinne an. Und genau das brauchen wir für die Thai-Massage. Neben seiner vielfältigen therapeutischen Wirkungen schafft eine schön zubereitete Tasse Tee eine besondere Atmosphäre – sogar überzeugte Kaffeetrinker genießen diesen Moment. Wir empfehlen eine kleine Tasse Kräuter- oder Gewürztee vor der Massage als Einstimmung – nicht mehr, denn das würde die Blase zu sehr anregen. Das gibt Gelegenheit, sich aus dem Alltag und der Hektik zu lösen.

Wir geben Ihnen Vorschläge für Teezubereitungen aus typischen Thai-Kräutern. Tee gibt Wärme von innen, hydratisiert Körper und Zellen, fördert Darmfunktion und Produktion von Verdauungsenzymen, wirkt entzündungshemmend, beruhigend oder anregend und ist für unsere Haut wohltuend. Die besonders wünschenswerte Wirkung für die Thai-Massage liegt vor allem in seiner entgiftenden Wirkung. Durch die Massage werden Entgiftungsprozesse in Gang gesetzt, die unbedingt durch ausreichende Flüssigkeitszufuhr im Anschluss unterstützt werden müssen. Und deshalb gilt: Über den Durst hinaus stilles Wasser und Kräutertees zu sich nehmen!

Schwarztee sollten Sie meiden.

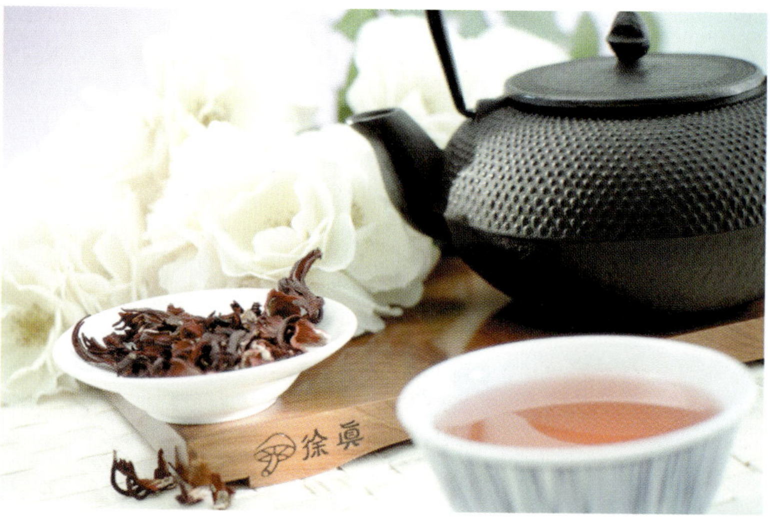

Orangen-Zimt-Tee

Zubereitung: In 1 l Wasser 100 g Zimtstangen und die Schale von 4 Orangen (aus ökologischem Anbau!) gut 5 Minuten lang kochen. Abseihen und servieren.

Dieser Tee verwöhnt durch sein köstliches Aroma und passt wunderbar zu einer Thai-Massage. Zimt fördert die Herztätigkeit und erhöht den Blutdruck. Er wirkt gegen Kälte im Unterleib und fördert die Produktion von Verdauungssäften. Orangenschalen wirken gegen trockene Nase und Mund, leicht abführend und in kleinen Dosen beruhigend. Orangen-Zimt-Tee ist wohltuend bei Nasenbluten, Darminfektionen, Blasenentzündung, Durchfall, Verdauungsschwäche und Blähungen. Ebenso bei Husten, Bronchitis, Fieber, Übelkeit mit Erbrechen, Rheuma und Arthritis.
Bei Bluthochdruck und in der Schwangerschaft sollte man diesen Tee nicht trinken.

Nelken-Minz-Tee

Zubereitung: In 1 l siedend heißes Wasser 3 EL Minzblätter und 8 Nelken geben. Zugedeckt 5 Minuten ziehen lassen. Abseihen und servieren.

Dieser wohlschmeckende Tee hat leicht anregende Wirkung und befreit die Atemwege. Nelken wirken antiseptisch, wärmen den Magen, die Nieren und den unteren Lendenwirbelbereich.

Nelken schmecken gut in Kombination mit Apfel, Orange, Zimt und Ingwer.

Yogi-Tee

Zubereitung: 2 TL frisch geriebener Ingwer, 4 ganze Kardamomschoten, 8 Gewürznelken, 1 Zimtstange in 8 Tassen Wasser zusammen aufkochen, etwa 15 Minuten köcheln lassen, etwas Milch und Honig zufügen. Abseihen und servieren.

Dieser Tee ist hervorragend geeignet für kalte Jahreszeiten. Er stärkt die Verdauung und vertreibt innere Kälte. Ingwer wärmt bei Erkältungen und Husten, beseitigt Verdauungsblockaden und bringt Blut und Energie in Bewegung. Ingwer unterstützt intensiv alle Entgiftungsprozesse.

Diese Teemischung sollten Sie bei Bluthochdruck und während der Schwangerschaft meiden – auch Personen, die übermäßig schwitzen, sollten diesen Tee nicht zu sich nehmen.

Thailändischer Erkältungstee

Zubereitung: 2 Stück geriebener Ingwer (6 cm), 2 Stück in Scheiben geschnittenes Süßholz (6 cm), 10 Pfefferkörner und einige Blätter süßer Basilikum in 4 Tassen Wasser zusammen etwa 15 Minuten kochen lassen. Abseihen und servieren.

Bei einem Erkältungsanflug und bei klimatischer Kälte wirkt dieser Tee Wunder!

Zitronengras-Honig-Tee

Zubereitung: 3 EL klein geschnittenes Zitronengras mit 1 l kochendem Wasser überbrühen und 5 Minuten ziehen lassen. Abseihen, Honig hinzufügen und servieren.

Dieser Anti-Stress-Tee beruhigt die Nerven und wirkt krampflösend im Darm- und Unterleibsbereich sowie antibakteriell, bringt Erleichterung bei Kopfschmerzen und ist hervorragend geeignet im Anschluss an die Thai-Massage: Zitronengrastee schenkt nämlich einen erholsamen tiefen Schlaf und verlängert die Schlafphase!

Je nach Jahreszeit und individuellen Bedürfnissen können Sie eine bestimmte Teesorte wählen.

Teil V: Fit, beweglich und entspannt

1. Ein Erlebnis für die Sinne

Sinneserfahrungen

Thai-Massage ist ein sinnliches Erleben von Eindrücken über uns selbst und über unsere Umgebung. Alle Sinne sind beteiligt: Gerüche, Klänge, Berührungen, Geschmacksempfindungen und visuelle Bilder werden klar in ihrer Eigenart wahrgenommen und lösen ihrerseits wiederum ein bestimmtes Empfinden aus.

Du bist HIER und das ist JETZT! Das Herz des Buddhismus.

Der Tastsinn hilft uns, über die Kontaktfläche des Masseurs unsere Konzentration auf eine bestimmte Körperregion zu lenken. Hinzu tritt der Bewegungssinn, der auch als Muskelsinn oder als Tiefensensibilität bezeichnet wird. Er löst die Erfahrung aus, uns selbst in dem Bewegungsablauf und den unterschiedlichen Positionen der Thai-Massage im Raum zu erkennen.

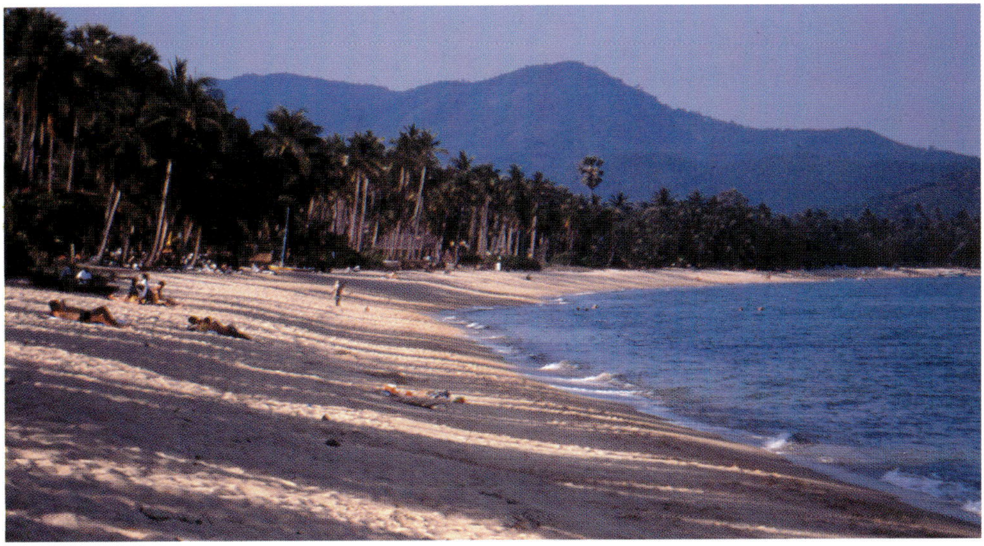

Stimme und Stimmung

Mit unserem Tastsinn und dem Klang unserer Stimme erfahren wir den Raum um uns herum.

Achten Sie einmal darauf, wie sich die Stimme Ihres Partners (der massiert wird) vor der Behandlung und im Anschluss anhört. Können Sie eine Veränderung wahrnehmen? So wie Sie über die Beobachtung der Atmung, der Haltung, Gestik und Mimik wertvolle Aufschlüsse über die Persönlichkeit und das Empfinden Ihres Partners erhalten können, verrät Ihnen der Klang seiner Stimme Gefühle und Stimmung. Die Stimme ist ein Kanal, der unser Inneres mit dem Äußeren verbindet. In der Stimme drückt sich Entspannung aus, wenn der Kehlkopf durch die gelockerte Halsmuskulatur an Raum gewonnen hat und sich die Stimmbänder voll ausspannen können.

Die innere Stimme

Ihre innere Stimme können Sie als zarten körperlichen Impuls wahrnehmen.

Mit ein bisschen Übung und ständiger Achtsamkeit können Sie die Botschaften Ihrer inneren Stimme immer besser wahrnehmen. Die innere Stimme möchte zu Ihnen sprechen und gehört werden – sie ist die Stimme, die Sie nicht irreführen kann und mit der Sie immer richtig liegen. Öffnen Sie gerade während der Massage Ihr inneres Hören auf die Körpersprache. Sie bekommen ein Gespür für die eigentlichen Bedürfnisse von Körper und Seele und werden intuitiv das Richtige tun!

2. Energie und Kraft

Die Bedeutung der Kraft

In der Thai-Massage nutzen wir kraftvolle Bewegungen und kleinste Impulse, um den Energiefluss spürbar zu machen.

Kraft spüren, Kraft einsetzen, Kraft gegenhalten, Kraft besitzen, Kraft verlieren, Kraft erzeugen, Kraft bewahren, Kraft sammeln. Kraft bestimmt unser ganzes Leben. Doch was genau ist unter dem Begriff Kraft zu verstehen? Wir verwenden ihn in unterschiedlichem Kontext, unterscheiden insgeheim zwischen der physikalischen Größe der Kraft und einer energetischen Kraft. Kraft und Energie sind dann eins. Die rein physikalische Kraft, die wir in der Einheit Newton (N) messen, ist als »Masse mal Beschleunigung« definiert. Physikalische Kräfte können Körper verformen oder Bewegungszustände verändern. Kraft ist somit die Ursache von Bewegung und Verformung. Da, wo eine Gegenkraft herrscht, be-

ginnt Veränderung und eine neue Form entsteht. Im Äußeren erleben wir die physikalische Kraft lediglich an ihren Auswirkungen.
In der Thai-Massage arbeiten wir mehr mit dem Faktor Masse als mit dem Faktor Beschleunigung. Nur bei Griffen, in denen wir wenig Masse einsetzen, erzeugen wir tiefere Wirkung durch eine beschleunigte Bewegung, wie zum Beispiel beim Fingerspitzenklopfen. Wir sehen, dass der Rhythmus der Bewegungen einerseits von der Atmung, andererseits auch von der eingesetzten Masse abhängt. Thai-Massage ist das geschickte Spiel mit dem Körpergewicht. Entscheidend für die Wirkung ist nämlich nicht die Härte des Drucks oder die Schnelligkeit, sondern die Durchlässigkeit: Die erzeugte Bewegung soll sich möglichst fließend fortsetzen und tief liegende Körperbereiche erreichen. Eine abrupte, allzu harte Bewegung würde sofort einen zu starken Gegendruck erzeugen und die Bewegung in ihrem Fluss blockieren. Wir setzen teilweise nur kleine Impulse, die in ihrer Wirkung den ganzen Körper erreichen und in einer Art Kettenreaktion eine neue Bewegung ins Spiel bringt. Thai-Massage nutzt einerseits den Einsatz von Körpergewicht und kraftvoller Bewegung, andererseits setzt sie kleinste Impulse und erzeugt dadurch Schwingungsmuster im Körper. Der Behandelte nimmt die Wirkung dieser Kräfte in seinem Inneren als eine energetische Kraft wahr. Diese Kraft füllt und belebt den Körper, ist von uns wahrnehmbar in ihren unterschiedlichen Formen: in tiefer Ruhe, in einem pochenden Pulsieren, in einem aufgewühlten Bewegtsein, in Schmerzzuständen oder auch in ihrer Abwesenheit.

Schwerkraft

Die Schwerkraft entsteht durch die Erdanziehung – jene Kraft, die unser Gewicht zum Erdmittelpunkt hinzieht. Sie errechnet sich aus der Masse unseres Körpergewichts multipliziert mit der Erdbeschleunigung. Diese Gravitationskraft ist allgegenwärtig und lässt sich nicht überwinden. Vielmehr setzen wir uns mit ihr auseinander: Wir treten in Dialog, nutzen sie oder halten dagegen.
Die Thai-Massage basiert auf physikalischen Grundgesetzen wie das der Schwerkraft. Indem wir uns als Behandelter erlauben, unser Gewicht dank der Schwerkraft an den Boden abzugeben beziehungsweise vertrauensvoll loszulassen, kann Entspannung entstehen. Und als Masseur nutzen wir die Schwerkraft, um tiefen Druck auszuüben und eigene Kräf-

Auf der Welt gibt es nichts, was weicher und beweglicher ist als Wasser.
Doch um Hartes und Starres zu bezwingen, kommt nichts diesem gleich. Dass das Schwache das Starke besiegt, das Harte dem Weichen unterliegt, jeder weiß es, doch keiner handelt danach.
Laotse

te zu schonen. Durch die Auseinandersetzung mit dieser kraftvollen Schwere kann erst die nötige Leichtigkeit entstehen. Entspannung braucht die Schwere des eigenen Körpers und das eigene Gewicht auf dem Boden, um das leichte Gefühl von Schwerelosigkeit und Schweben zu erzeugen. Manch einer hat nach der Massage das Gefühl »zu schweben« – eine wunderbare Empfindung einer fast verloren geglaubten Leichtigkeit.

Entdeckungsfeld energetische Kraft

»In der Ruhe liegt die Kraft.«

Haben Sie sich schon einmal Gedanken darüber gemacht, wie Sie Ihre eigene Kraft empfinden? Können Sie sie in Ihrem Körper wahrnehmen? Dehnt sie sich aus und wenn ja, wohin?

Wir alle leben unter ständigem Einfluss unterschiedlicher Kräfte. Ihr eigenes energetisches Kraftfeld können Sie spüren, indem Sie sich auf das Geschehen in Ihrem Inneren einstellen: Sie werden ein inneres Pulsieren und Strömen in Ihren Geweben spüren. Versuchen Sie es immer wieder und Sie werden mit der Zeit die verschiedenen Qualitäten Ihrer eigenen Kraft deutlich wahrnehmen können. Ebenso können Sie über den Kontakt zu Ihrem Partner dessen Kraftfeld erfassen.

Kraft entsteht durch Fülle, Kraft ist immer in Bewegung. Sie drängt in eine bestimmte Richtung und will etwas bewirken. Nehmen Sie einen Raum wahr und lenken Sie Ihr Bewusstsein auf dessen Zentrum. Jetzt entsteht Kraft. Sie brauchen dieses Zentrum, denn aus ihm heraus erwächst die Richtung der Kraft. Unser ganzes Leben ist ein Prozess unendlicher Bewegung und Veränderung im Spiel unterschiedlichster Kräfte.

Die Mitte zu finden heißt also nichts anderes, als zu unserer Kraft zu kommen. Wer die Mitte findet, kann seine Kräfte zentrieren und neu lenken.

Für die Thai-Massage ist dieses Zentrieren wichtig, denn körperliche als auch seelische Kräfte treten in neuen Kontakt und wollen gelebt werden. Je achtsamer und ökonomischer wir mit unseren Kräften umgehen, desto größer wird unsere Fähigkeit, Situationen und Ereignisse wahrzunehmen und entsprechend zu reagieren.

3. Raum und Zeit

> *Ich wünschte, ich hätte schon früher gewusst, dass man bis zu dem Tage, da man stirbt, alle Zeit hat, die man braucht.* *William Wiley*

In Bewegung sein

Die Bewegungen des Thai-Masseurs verschmelzen zu einer ästhetischen Form, die an einen Tanz erinnert, den Yoga-Tanz ...

Obwohl wir in der Thai-Massage scheinbar passiv auf dem Boden liegen, so sind wir doch in Bewegung. Und zwar mehr als Sie denken! In der Ruhe, Stille und Entspannung findet eine Art der Bewegung statt, die wir Menschen normalerweise kaum wahrnehmen beziehungsweise nicht als Bewegung erkennen. Denn erst bei äußerer Ruhe wird die innere Bewegung erlebbar. Wir begegnen uns selbst in verschiedenen Räumen – unserem Atemraum, unseren Körperräumen, unseren Gefühlsräumen, dem uns umgebenden Raum. Und indem wir das Innen wie das Außen wahrnehmen, stärken wir unser Raumgefühl und Körperraumbewusstsein. Die Bewegung wird zum Ausdruck der eigenen innersten Kraft. In jeder Bewegung findet Begegnung statt. Bewegung verbindet, ist Kommunikation, das geheimnisvolle Rendezvous der Schwerkraft mit Raum und Zeit. In einer guten Thai-Massage gelingt es, zwischen diesen Elementen eine Balance herzustellen. Immer wird der Behandelte dazu animiert, die Bewegungen fließen zu lassen. Wo anfangs manche Bewegungen sich noch unförmig und holprig anfühlen, so bildet sich im Laufe der Zeit eine zusehends flüssigere und harmonische Form. Dann entsteht jener Bewegungsfluss, der die Thai-Massage an einen Tanz, den Yoga-Tanz, erinnern lässt. Es ist der Punkt, an dem sich diese Massage-Form zu Kunst verwandelt: Als ginge es nur darum, die Schönheit zum Ausdruck zu bringen, die in einer einzigen Bewegung, einem Atemzug und der Zeitlosigkeit eines einzigen Augenblicks liegen kann. Es liegt eine Ästhetik in den Formen, die unser Herz mit Freude berührt. Der bewegliche Fluss der Bewegungen scheint sich sogar im Betrachter fortsetzen zu wollen...

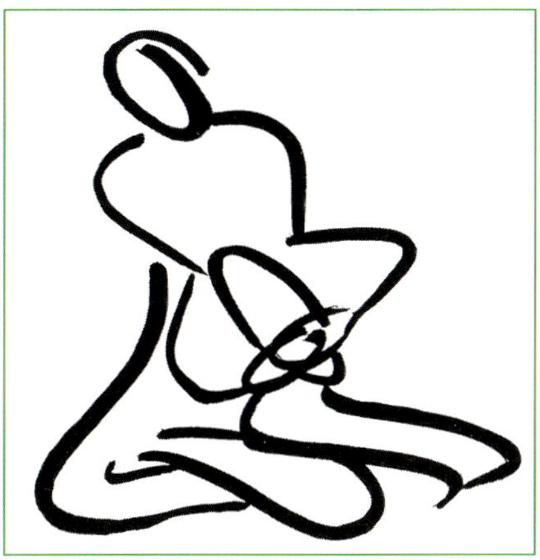

Gleichgewicht im Fluss

Wenn sich der Körper entspannt, beginnt er, von alleine zu seinem inneren Gleichgewicht zurückzukehren. Gleichgewicht beschreibt den ausgeglichenen Zustand der Elemente, der im Körper wirken-

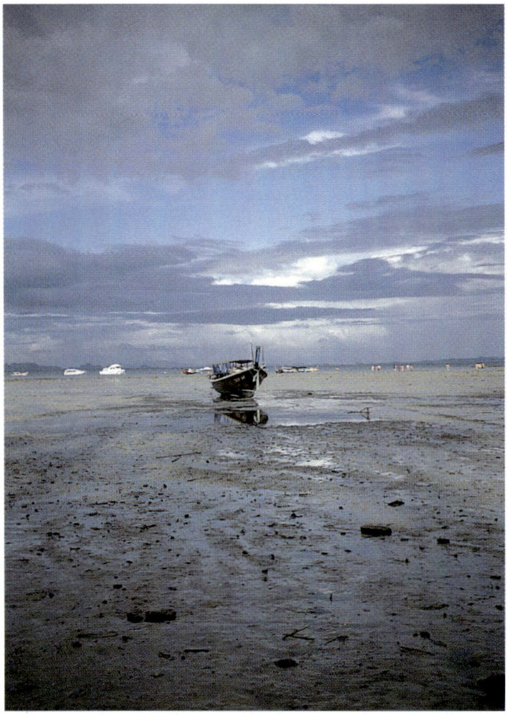

den Kräfte. Man bezeichnet diesen Zustand auch als Homöostase, wo der Kreislauf ungehindert fließt, alle Zellen mit ausreichend Sauerstoff und Nährstoffen versorgt werden und die Organe in ihrer Normalfunktion tätig sind.

Jeder Organismus strebt nach Gleichgewicht. Erfährt der Mensch ein Trauma oder eine Störung wie Stress, Krankheit oder Verletzung, wird sein Körper versuchen, wieder ein relatives, das heißt dynamisches Gleichgewicht herzustellen. Die Selbstorganisation befähigt den Organismus, sich den wechselnden Bedingungen anzupassen. Je gesünder der Mensch ist, desto leichter fällt ihm die Rückkehr zur Homöostase. Der Organismus ist ein komplexes Regelwerk aus verschiedensten voneinander abhängigen Mechanismen. Die kleinste Störung im Körper kann Veränderungen im ganzen Körper hervorrufen – ebenso wie umgekehrt eine minimale positive Veränderung den ganzen Organismus zu harmonisieren vermag.

Wer sich in einem fließenden Gleichgewicht befindet, kann sich wie das Wasser ständig verändern und immer neuen Bedingungen anpassen.

Entspannung ist der erste Schritt zu innerem Gleichgewicht und vermag manch kleine Störungen und deren Symptome von alleine wieder zu beheben. Thai-Massage geht weiter: Über die Entspannung hinaus wird die Energie ausbalanciert, tief liegende Blockaden gelöst und direkt auf die Organfunktionen eingewirkt. Es entsteht ein Fließgleichgewicht. Dieses Fließgleichgewicht ist kein starres Gleichgewicht. Es wandelt sich und passt sich den äußeren und inneren Gegebenheiten und Einflüssen an. Wer sich im Fließgleichgewicht befindet, kann sich wie das Element Wasser ständig verändern und in seiner eigenen Entwicklung fortschreiten. Der Körper schafft in der Fluktuation immer wieder eine neue Balance – eine neue Ordnung entsteht, ein Gleichgewicht im Fluss.

Auch der Thai-Masseur arbeitet in einem Fließgleichgewicht. Er arbeitet aus seiner Körpermitte heraus, und obwohl er seine Position und Griffart ständig ändert, so erschafft er doch einen fließenden Bewegungsablauf – ohne Unterbrechungen und abrupte Bewegungen.

Körpergedächtnis

Haben Sie schon einmal etwas vom so genannten Körpergedächtnis gehört? Ihr Körper erinnert sich, auch wenn Sie sich selbst dessen nicht bewusst sind. Nicht umsonst heißt es immer wieder: »Die Zellen des Körpers speichern jede Erfahrung und prägen sie als Information ein.« Die Chinesen sprechen in ihrer traditionellen Medizin von Hun, der Wanderseele, die alles speichert und nichts vergisst. Bestimmte Regionen des Körpers sind der bewussten Wahrnehmung zunächst nicht zugänglich und speichern auf unbewusstem Wege Erfahrungen und Erinnerungen. Die Thai-Massage vermag dieses Körpergedächtnis mit seinen isolierten Erinnerungsbereichen zu aktivieren. Da sind beispielsweise bestimmte Körperregionen, die sich anders anfühlen als andere. Körperregionen, die eine plötzliche Abwehr hervorrufen oder durch dessen Bearbeitung tief liegende Erinnerungen geweckt werden. Nicht immer sind diese nur positiv besetzt. Lang anhaltende Blockierungen, die sich als Abwehr- und Schutzhaltung des Körpers in Form von Taubheit oder Schmerzen äußern, werden jetzt vorsichtig durchbrochen und können sich auflösen.

Unser Körper erinnert sich an Dinge, die wir in unserem Alltagsgedächtnis schon längst vergessen haben. Während einer Behandlung können wir diese Erinnerungen wecken.

Erst dann kann der Körper eine neue Ausdrucksform und ein neues Bewegungsmuster erschließen. Das Körpergedächtnis ist im Rahmen der Thai-Massage ein durchaus interessanter Aspekt. Wir möchten aber ausdrücklich darauf hinweisen, dass die Thai-Massage als Wellness-Behandlung nicht psychotherapeutisch ausgerichtet ist und nicht als Technik zur Auflösung früherer Traumata dient. So besteht auch in der Regel keine Gefahr, dass eine Situation entsteht, die den Laienmasseur und den Behandelten überfordern würde. Sollte durch Ihre Behandlung Ihr Partner dennoch einmal in eine ernst zu nehmende Krise geraten, verstehen Sie dies als dringende Aufforderung an ihn, an diesem Punkt mit geeigneten therapeutischen Mitteln anzusetzen und einen Fachmann aufzusuchen.

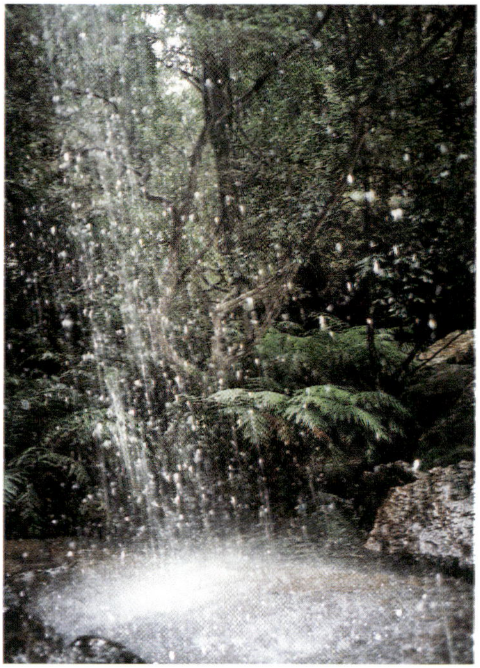

Im Allgemeinen werden Sie jedoch feststellen, dass sich viele kleine und weniger schwere

Blockaden lösen, Erinnerungen hochkommen und längst in Vergessenheit Geratenes an die Oberfläche gelangt. Die im Zuge der Behandlung dann neu hervorgerufenen angenehmen Empfindungen werden vom Körpergedächtnis sofort gespeichert! Eine einzige Thai-Massage hat also durchaus Langzeitwirkung!

Gefühlswelten

Ein Ziel der Thai-Massage ist, die Wahrnehmung für das körperliche Geschehen zu schärfen.

Thai-Massage bewegt Körper und Geist. Kein Wunder also, dass da auch Gefühle mit ins Spiel kommen. Schließlich geht es in erster Linie ums Fühlen und Wahrnehmen.

Was genau sind eigentlich Gefühle? Gefühle sind seelische Bewegungen. Dies verrät schon das Synonym »Emotionen«, in dem der lateinische Begriff »emovere, emotus« = »herausbringen, erschüttern« und auch »Gefühlsbewegung« steckt.

Seelische Bewegungen werden auf körperlicher Ebene als Empfindungen erlebt – während der Massage gelangen beispielsweise verborgene, verdrängte oder starke Gefühle an die Körperoberfläche. Oft kündigen Körperempfindungen ein Gefühl an, das noch nicht in unser Bewusstsein gedrungen ist. Nicht alle Empfindungen beruhen jedoch auf Gefühlen. Viele Empfindungen entstehen erst durch den Einfluss eines Reizes auf die Sinnesorgane. So ruft die Thai-Massage durch die Schaffung eines Sinnes-Erlebnisses angenehme Empfindungen hervor, die wiederum rückwirkend Gefühle beeinflussen können.

Wenn du dein Innerstes verstehst, hast du Kenntnis von allen Dingen.
Cherokee-Weisheit

Ziel der Thai-Massage ist in jedem Fall, die Wahrnehmung für das körperliche Geschehen zu schärfen. Das bedeutet auch, Körpersignale im täglichen Leben rechtzeitig wahrzunehmen. Körperempfindungen spiegeln oft unsere ursächlichen und teils unbewussten Bedürfnisse wider: Das Bedürfnis nach Berührung, nach Wärme oder Kälte, nach Flüssigkeit oder Nahrung, nach Entspannung oder auch nach Bewegung. Machen Sie sich Ihre Gefühle und Empfindungen durch inneres Zentrieren bewusst. Gehen Sie mit Ihrer Aufmerksamkeit in einen bestimmten Körperbereich oder ganz in Ihr Inneres. Seien Sie einfach präsent und aufnahmebereit. Diese Übung ist für den Masseur wie auch für den Behandelten gleichermaßen empfehlenswert.

Teil VI: Thai-Massage spezial

1. Entspannung in der Schwangerschaft

Die Schwangerschaft ist eine Zeit der großen Veränderungen. Das Bewusstsein richtet sich ganz auf den eigenen Körper und das neu heranwachsende Wesen. Die Wahrnehmung verändert sich.

Die Thai-Massage kann diesen Prozess positiv unterstützen und erleichtern: Die tiefe Atmung und der meditative Zustand schenken Harmonie und innere Ruhe. Die Energie, die durch die Gebärmutter fließt, wird gestärkt.

Die ideale Position für die Thai-Massage während der Schwangerschaft ist die Seitenlage, die jedoch im Rahmen dieses Ratgebers nicht beschrieben wird. Insofern beschränken wir unsere Ratschläge auf wenige, sehr sanft auszuführende Griffe. Bearbeiten Sie in der Rückenlage vorsichtig die Beine über Handflächenwandern und bauen Sie einige sanfte Dehnübungen ein. Unterlassen Sie in jedem Fall alle diagonalen Dehnungen der Wirbelsäule.

Verwöhnen Sie Ihre Partnerin in der Schwangerschaft mit einer sanften Kopfmassage.

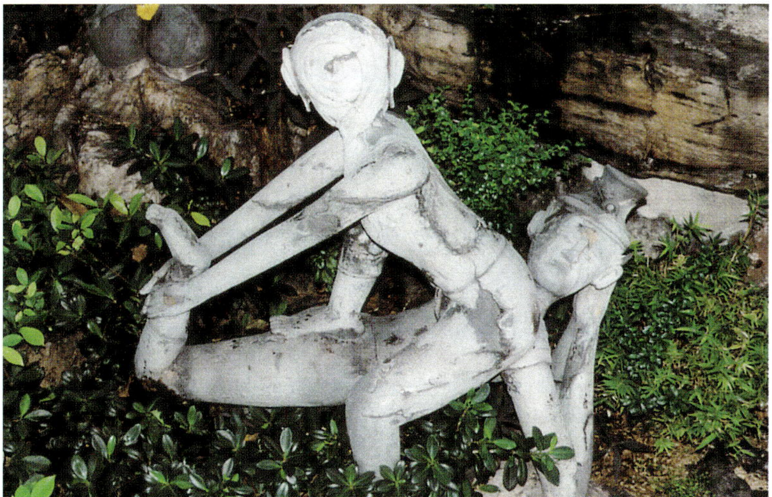

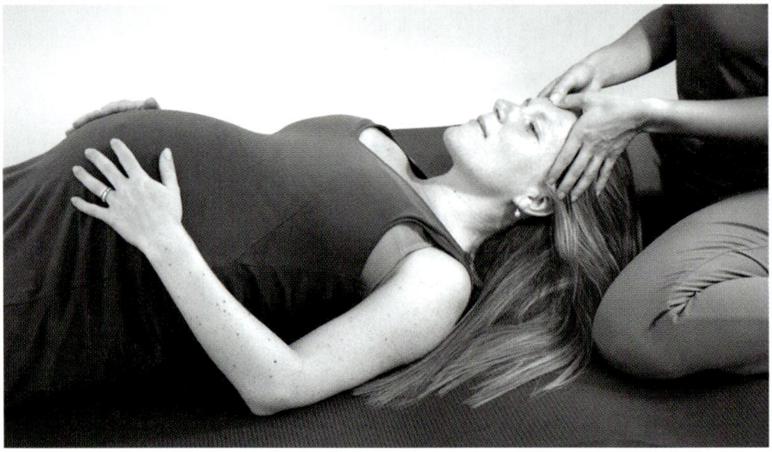

Auch die normale Bauchmassage ist während der Schwangerschaft untersagt. Es darf kein Druck auf den Bauch ausgeübt werden. Sanfte Kreisbewegungen mit der flachen Hand in einer Achterform rund um den Nabel wirken jedoch wohltuend und harmonisierend für Mutter und Kind. Verwöhnen Sie die werdende Mutter mit einer ausgiebigen Hand- und Kopfmassage. Bearbeiten Sie auch Arme, Schultern und Nacken.

Schwangerschaft – Zeit der Bewegung und Entspannung

Entspannung und Bewegung sind gerade während der Schwangerschaft angesagt. Genießen Sie die Zeit mit sich und verwöhnen Sie sich. Sollten Sie dennoch unter Schwangerschaftsbeschwerden leiden, so probieren Sie nachfolgende Tipps aus:

Müdigkeit und Erschöpfung

Gerade zu Beginn der Schwangerschaft (bis zum vierten Monat) kommt es zu großen hormonellen Veränderungen. Geben Sie dem Bedürfnis nach Schlaf nach. Tanken Sie aber auch so viel frische Luft wie möglich und achten Sie auf die richtige Atmung. Jetzt schon sollten Sie einen regelmäßigen Tagesrhythmus einhalten und Entspannungsübungen machen.

Übelkeit, Erbrechen, Appetitlosigkeit und Geruchsempfindlichkeit

Stärken Sie unbedingt Ihre Körpermitte – das bedeutet, alles Schwächende zu meiden. Angefangen von zu scharfer oder energieloser Nahrung bis hin zu geistiger und körperlicher Überarbeitung. Gleichen Sie den Mineralverlust, der mit dem Erbrechen einhergeht, durch Gemüsebrühe, Kartoffeln, Bananen und Obst aus. Essen Sie lieber weniger, dafür öfters! Einige Mandeln oder Vollkornprodukte vor dem Schlafengehen halten Ihren Blutzuckerspiegel konstant! Besonders wichtig: Beginnen Sie den Tag mit Ruhe und stehen Sie langsam auf!

Völlegefühl und Sodbrennen

Wenn durch die Fruchtblase gegen Ende der Schwangerschaft der Magen nach oben gedrückt wird und durch hormonelle Einflüsse die Pforte zwischen Speiseröhre und Magen erschlafft, gelangen scharfe Verdauungssäfte in die Speiseröhre. Abhilfe dagegen schaffen Sie, indem Sie ab und zu eine Mandel kauen, vor den Mahlzeiten einen halben Teelöffel Luvos Heilerde schlucken und sich nach dem Essen nicht sofort hinlegen. Nehmen Sie basenreiche und nährstoffreiche Kost zu sich und kauen Sie besonders gut! Und mit Fruchtsäften sollten Sie auch vorsichtig sein.

Verstopfung

Durch den Hormoneinfluss wird dem Dickdarm vermehrt Wasser entzogen. Darüber hinaus schränken Hormone, die die frühzeitige Kontraktion der Gebärmutter verhindern, unter Umständen die Beweglichkeit des Dickdarms ein! Nehmen Sie ballaststoffreiche Nahrung zu sich, essen Sie morgens eingeweichte Pflaumen oder Feigen. Meiden Sie unbedingt jede Art von Abführmitteln! Viel Bewegung und kreisende Bewegungen der Hüfte (im Uhrzeigersinn) sind hilfreich!

Wadenkrämpfe

Kommt es in der zweiten Schwangerschaftshälfte zu Magnesiummangel, so helfen Kartoffeln und Vollkornprodukte, Wildgemüse, Brennnesseln, Löwenzahn und Sauerampfer – alles am besten aus kontrolliert biologischem Anbau.
Wichtig ist auch: Tragen Sie keine zu enge Kleidung!

Wassereinlagerungen

Wassereinlagerungen treten in der Regel gegen Ende der Schwangerschaft auf, besonders abends oder nach vielem Stehen. Meiden Sie thermisch kalte Lebensmittel wie Gurken, Tomaten, Weißmehlprodukte und Zucker. Auch zu viel Salz schadet. Greifen Sie lieber zu frischen Kräutern. Scharfe Gewürze sollten Sie nur in kleinen Mengen zu sich nehmen. Probieren Sie's mal mit Vollreis- und Hirsegerichten! Legen Sie einmal pro Woche einen Entlastungstag in Form von Kartoffelgerichten, Gemüsesuppen und Eintöpfen ein. Und profitieren Sie von Yoga-Übungen, die den venösen Rückfluss fördern. Wechselduschen und ab und zu die Beine hochlagern bringen wohltuende Erleichterung.

Rückenschmerzen

Die Statik der Wirbelsäule verändert sich mit zunehmender Schwangerschaft durch das nach vorne ziehende Gewicht.
Denken Sie daher daran: Stärken Sie Ihre Rückenmuskulatur so früh wie möglich, am besten bereits vor der Schwangerschaft durch Yoga, Schwimmen, Entspannungstechniken – und natürlich Thai-Massage!

Je mehr Sie für sich und Ihr Wohlbefinden tun, umso schöner werden Sie die Zeit der Schwangerschaft erleben. Von Beginn an sind für eine Schwangerschaft ohne Komplikationen empfohlen: Yoga, Tai Chi, Qi Gong oder Bauchtanz. Sie fördern so Ihre körperliche Beweglichkeit und stärken Ihre Rücken- und Beckenmuskulatur. Entspannungsübungen helfen Ihnen darüber hinaus, sich auf Ihr Kind zu konzentrieren. Atemtraining bringt Vitalität und Ausgeglichenheit.

Für alle Körperübungen während der Schwangerschaft gilt:

- Niemals Bauch oder Becken zusammenpressen!
- Üben Sie nur so lange, solange Ihr Atem ruhig fließt.
- Vermeiden Sie Sprünge und hartes Aufkommen.
- Überdehnen Sie keine Muskeln!
- Üben Sie nie so lange, bis Sie müde sind – hören Sie vorher auf!
- Alle Umkehrhaltungen wie Kopfstand und Schulterstand sind verboten!
- Machen Sie mit den Übungen auch nach der Geburt weiter.

2. Thai-Massage für Großeltern und Enkelkinder

Thai-Massage für Senioren

In Thailand setzt das Alter der Thai-Massage keine Grenzen. Ob Alt oder Jung, jeder gönnt sich ab und an die Wohltat dieser heilsamen Bewegung und Berührung. Die Thai-Massage kann gerade hierzulande viel Gutes tun: Die typischen Altersbeschwerden machen Senioren oft das Leben schwer. Ursache sind mangelnde Bewegung, zu geringe Beanspruchung des Muskel- und Gelenkapparats und jahrzehntelange falsche Ernährungsgewohnheiten und flache Atmung. Da leidet irgendwann die Lebensfreude: Depressionen, Angst und das Gefühl, nutzlos zu sein, schleichen sich ein. Die Thai-Massage bringt im wahrsten Sinne des Wortes neue Bewegung ins Leben. Sie erheitert nicht nur das Gemüt, sondern fördert auch den Stoffwechsel und die Beweglichkeit und schenkt tiefen Schlaf. Die besinnliche Atmosphäre und die Entspannung können Vertrauen schaffen und wirken gegen Verlassenheitsgefühle.

In Thailand ist es nach wie vor üblich, dass sich Jung und Alt gegenseitig massieren. Die beste Art, fit und beweglich zu bleiben und den sozialen Kontakt zu fördern.

Seien Sie behutsam und einfühlsam! Und bringen Sie viel Geduld und Langsamkeit mit. Es geht nicht darum, Höchstleistungen oder akrobatische Meisterwerke zu vollbringen! Achten Sie auch darauf, dass der Behandelte nicht friert, und drehen Sie im Zweifelsfall die Heizung eine Stufe höher. Auch ein wohltuendes Bad im Vorfeld hilft, den Körper zu erwärmen und zu entspannen.

Thai-Massage für Kinder

Kinder sehen den Körper eher als Spielzeug und sind äußerst experimentierfreudig!

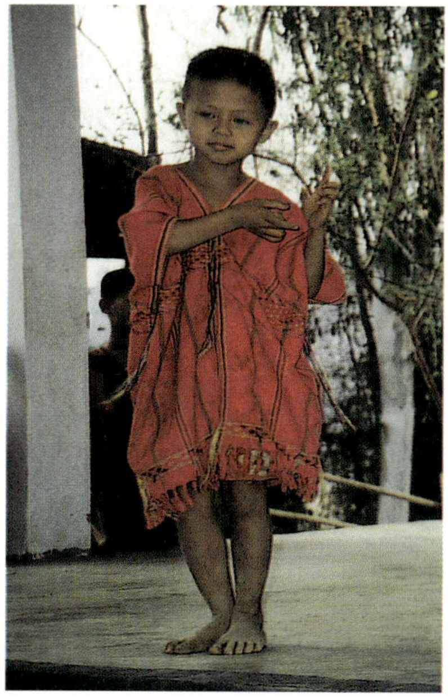

Sollten Sie die Gelegenheit haben, mit Kindern Thai-Massage zu praktizieren, so lassen Sie sich überraschen, wie kreativ eine Massage sein kann. Erwarten Sie nicht, dass Ihr Kind in meditative Versenkung verfällt. Kinder wollen vielmehr unterhalten werden, lassen sich leicht ablenken und verlieren schnell die Geduld: Gehen Sie daher spielerisch ans Werk und erfinden Sie beispielsweise lustige Tiernamen für die einzelnen Positionen. Machen Sie gemeinsam Atemübungen. Achten Sie darauf, dass keine Übungen erzwungen werden, und üben Sie in keinem Fall Leistungsdruck aus. So kann Thai-Massage schon im Kindesalter das Bewusstsein und die Freude am eigenen Körper fördern.

3. Wichtiges für den Behandelten

Die Thai-Massage ist eine alte Heilkunst und eine äußerst wirkungsvolle Körperarbeit. Das bestmögliche Resultat wird dann erzielt, wenn Sie selbst als Behandelter mitwirken.

Die wichtigsten Merkpunkte auf einen Blick

- Nicht mit vollem Magen zur Thai-Massage! Vor der Behandlung und im Anschluss daran sollten Sie jeweils ca. eineinhalb Stunden lang nichts essen. Wenn Sie mehrere Behandlungen erhalten, so ernähren Sie sich in dieser Zeit möglichst von leichter und vitalstoffreicher Kost. Sie unterstützen Ihren Körper auf diese Weise in seinen Entgiftungs- und Regenerationsprozessen.

- Die Massage führt Sie zu tiefer Entspannung und in einen Zustand der Ruhe, wo Regeneration und Heilung möglich werden. Gönnen Sie sich daher bewusst diesen Zeitraum und vermeiden Sie an diesem Tag jegliche Stressfaktoren. Alle anstrengenden Tätigkeiten oder belastenden Angelegenheiten können jetzt bis zum nächsten Tag ruhen. Freuen Sie sich auf einen tiefen, erholsamen Schlaf.
- Atmung ist Lebensenergie! Achten Sie während der Behandlung auf tiefe Atmung und verfolgen Sie gedanklich Ihr Ein- und Ausatmen. Über die Atmung nehmen Sie frische Energie auf und können verbrauchte abgeben. Im Alltag ist unsere Atmung durch innere Anspannung, Stress oder falsche Körperhaltung oft blockiert und führt zu einer Unterversorgung mit Sauerstoff. Vielleicht schaffen Sie es, die wohltuende Wirkung einer tiefen Atmung auch im Alltag vermehrt zu spüren. Atmen Sie immer wieder mal tief durch!
- Die Thai-Massage arbeitet gezielt mit Ihrer Wirbelsäule. Viele Energieblockaden und Muskelverspannungen sind auf eine Fehlhaltung des Körpers zurückzuführen. Erinnern Sie sich täglich an die Bewegungen der Thai-Massage und dehnen Sie ab und zu – besonders aber morgens und abends – Ihre Wirbelsäule. Schonen Sie beim Hinlegen, Hinsetzen und Aufstehen unbedingt Ihre Wirbelkörper. Nicht vergessen: Über-Kreuz-Bewegungen stärken unsere Energie und fördern die Koordination der Körperhälften!
- Während der Behandlung werden über die vermehrte Durchblutung der inneren Organe und die Anregung des Lymphflusses körperliche Entgiftungsprozesse angeregt! Trinken Sie daher nach der Behandlung über Ihren Durst hinaus viel lauwarmes Leitungswasser oder stilles Wasser! Vermeiden Sie Alkohol oder stark zuckerhaltige Getränke!
- Und zu guter Letzt: Mit Achtsamkeit durchs Leben! Die Thai-Yoga-Massage wurzelt in den alten buddhistischen Lehren einer gesunden Lebensführung. Durch diese Massage können Sie das Bewusstsein für Ihren eigenen Körper stärken und neue Perspektiven gewinnen.

Erleben Sie die Wohltat der Thai-Massage immer wieder aufs Neue! Freuen Sie sich über jeden Fortschritt, den Ihr Körper und Ihr Wohlbefinden macht. So wird Thai-Massage zu einem wahren Geschenk.

Schlusswort

Die Möglichkeiten in der Anwendung der Thai-Massage sind schier unbegrenzt. Von der einfachen Wohlfühl-Massage bis hin zur gezielten Therapie schwerwiegender Erkrankungen ist alles möglich. Die Beschreibungen und Vorschläge in diesem Buch beziehen sich auf den privaten Bereich des Verwöhnens und bieten Thai-Massage als kleine nützliche Hausapotheke, auch wenn es nicht ausgeschlossen werden kann, dass eine Wohlfühl-Massage tiefer liegende emotionale Schichten berührt und darüber einen gewissen therapeutischen Charakter erhält. Wir haben die Informationen sorgfältig zusammengetragen und speziell auf den Hausgebrauch zugeschnitten. Trotzdem können wir keine Verantwortung dafür übernehmen, wenn im Rahmen einer von Ihnen ausgeführten Thai-Massage gesundheitliche Probleme auftreten – was sehr unwahrscheinlich ist. Für weitere Fragen zur Thai-Massage selbst sowie zu Ausbildungsmöglichkeiten wenden Sie sich bitte direkt an die Autoren (siehe Seite 142).

Wir wünschen allen Lesern viel Freude beim »häuslichen Studium« und natürlich besonders bei der Ausführung des Gelernten. Sie werden sehen, Thai-Massage bereichert Ihr Leben um viele Stunden der Entspannung, des Wohlgefühls und der kreativen Entfaltung. Und denken Sie daran, Thai-Massage wirkt noch besser, wenn Sie mit innerem Lächeln ausgeführt wird. Ein Lächeln auf den Lippen und ein lachendes Herz sind immer noch die beste Voraussetzungen für ein gesundes und glückliches Leben. Und nach einiger Übung und vielen gelungenen Behandlungen werden auch Sie feststellen können: »...thai-massage is magic«!

Literatur

Asokananda (Harald Brust): Die Traditionelle Thai-Massage. Edition Duang Kamol, 1991

Fischer-Rizzi, Susanne: Himmlische Düfte. Irisiana, 1996

Hempen, Carl-Hermann: Die Medizin der Chinesen. Goldmann, 1991

Loose, Renate: Thailand. Dumont, 2001

Ranade, Subhash: Ayurveda – Wesen und Methodik. Haug, 1994

Rapenecker, Wilfried: Yu Sen – Sprudelnder Quell. Goldmann, 1997

Rieth, Susi: Das Yoga-Lexikon. Ullstein, 1993

Sivananda Yoga-Zentrum: Yoga. GU, 2000

VHS Kursbücher Gesundheit, Klett Verlag, 1999

Winnewisser: Räucher-Kräuter. Trias-Verlag, 1999

Wir danken

Farhad Azarnejad
Dr. Bettina Best
Birgit Eberhardt
Ellis Geigenberger
Oliver Golli
Alexandra Kosian, Heinrich Hugendubel Verlag
Lapinha Clinica Naturista
Claudia Pickert
Sabine Preis
Katharina Rotthaler
Edda und Joseph Wetzler
unseren Schülern und Lehrern
und unseren Patienten

für deren tatkräftige Unterstützung, Vertrauen, Geduld und Inspiration.

Zu den Autoren

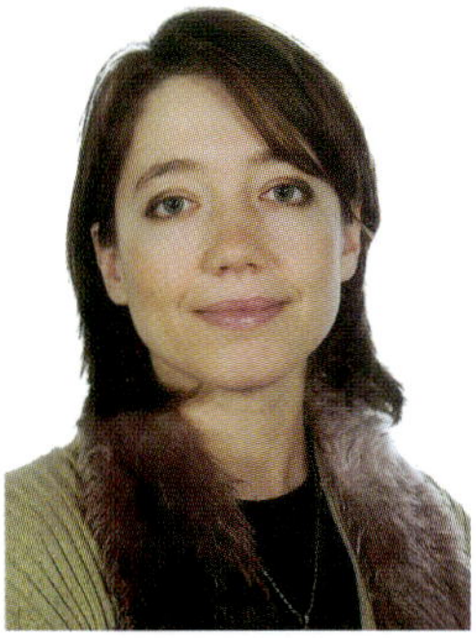

Nicole Wetzler, Jahrgang 1969, Sternzeichen Löwe, absolvierte nach mehreren Jahren Berufserfahrung als staatlich geprüfte Übersetzerin ihre Ausbildung zur ganzheitlichen Ernährungsberaterin und Körpertherapeutin in Traditioneller Thai-Massage. Während mehrerer studienorientierter Auslandsaufenthalte lebte sie in Asien und Brasilien. Sie ist als selbstständige Beraterin für Ernährung und Gesundheit, als Redakteurin, Dozentin sowie als Körpertherapeutin tätig. Gemeinsam mit Rudolf Theelen gründete sie die Nuad Thai Akademie in München, die sich die professionelle Ausbildung in Traditioneller Thai-Massage zum Ziel gesetzt hat. Darüber hinaus betätigt sie sich als Buchautorin. »Körperlich beweglich und geistig wachsam sein, sich gesund und mit Genuss ernähren, offenen Herzens durchs Leben gehen – eine Herausforderung für jeden von uns und ein Weg zu Lebensfreude und Gesundheit. Die Traditionelle Thai-Massage ist eine kostbare Bereicherung: Sie inspiriert und lässt uns unsere eigene Kreativität und Selbstheilungskräfte erfahren.«

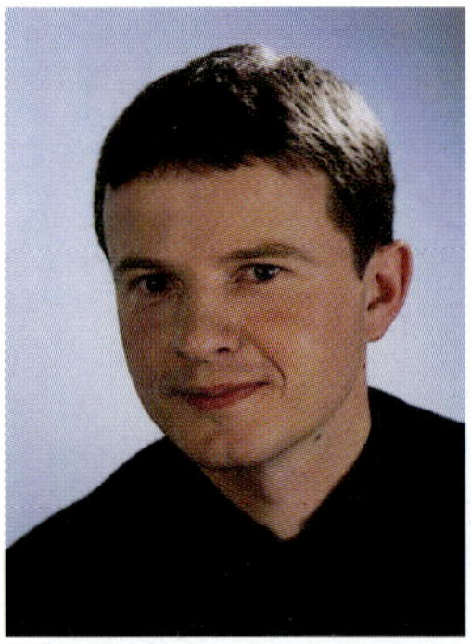

Rudolf Theelen, Jahrgang 1966, Sternzeichen Wassermann, absolvierte nach seinem Studium der Philosophie und Psychologie an der LMU München eine Ausbildung zum Heilpraktiker und Körpertherapeuten. Vor einigen Jahren eröffnete er eine eigene Naturheilpraxis mit den Schwerpunkten Massagetherapie, Ernährungsberatung und Pflanzenheilkunde. Als Dozent vermittelt er sein Wissen im Bereich Ernährungsberatung an Heilpraktiker-Schulen und betätigt sich darüber hinaus als Buchautor. Zusammen mit Nicole Wetzler gründete er die Nuad Thai Akademie in München, die sich die professionelle Ausbildung in Traditioneller Thai-Massage zum Ziel gesetzt hat.

»Über die an sich schon wertvolle Körpererfahrung hinaus bedeutet Nuad Thai eine spirituelle Bereicherung für den Gebenden und den Empfangenden. Die Traditionelle Thai-Massage bietet gerade heutzutage eine ultimative Form der tiefen Entspannung und Regeneration, weshalb ihr auch in Europa eine große Zukunft bevorsteht«.

Behandlungen & Ausbildungen in Traditioneller Thai-Massage
Postadresse: Nuad Thai Akademie, Auenstr. 31, 80469 München
Kontakt: Tel./Fax: 089 / 18 70 37 47, Mobil: 0170 / 4 44 27 59
Internet: info@nuad-thai.de, www.nuad-thai.de